CRRT
ポケットマニュアル

野入英世　花房規男　編著

第2版

Pocket Manual of
Continuous Renal
Replacement Therapy

医歯薬出版株式会社

This book was originally published in Japanese under the title of:

CRRT POKETTO MANYUARU
(Pocket Manual of Continuous Renal Replacement Therapy 2nd ed.)

Editors :

NOIRI, Eisei
　Associate Professor, Dept. of Hemodialysis & Apheresis,
　The University of Tokyo Hospital
HANAFUSA, Norio
　Associate Professor, Dept. of Hemodialysis & Apheresis,
　The University of Tokyo Hospital

© 2011　1st ed.
© 2015　2nd ed.

ISHIYAKU PUBLISHERS, INC
　7-10, Honkomagome 1 chome, Bunkyo-ku,
　Tokyo 113-8612, Japan

はじめに

 広く知られているように，近代史の世界大戦を経ていわゆる crush syndrome に伴う急性腎不全（ARF：acute renal failure）の病態がクローズアップされたが，この腎臓機能の破綻を主体とした生命の危機的状況に対して，明確な改善効果を有する治療法である血液浄化療法は目覚ましいスピードで発展を遂げた．その中でも集中治療領域で主に用いられている持続的腎代替療法（CRRT：continuous renal replacement therapy）は，日本と欧米とでは異なった様式で進化している部分がある．それはおそらく日本が繊維・機械技術に優れ，また一方では保健医療機関への診療報酬支払いの機構が各国と異なる状況が関与していると考えられる．このような背景の中で欧米とは独立して形成された日本の CRRT であるが，EBM が重視される時代が到来したのとは対照的に，expert opinion あるいは experience based medicine に基づいた治療が主体であること，世界的に認知されうる日本発の臨床研究の少なさなどが，批判的に論じられることが多かった．

 それでは，日本の標準的な CRRT をとりまく集中医療は，種々の診療報酬査定等の"縛り"のために欧米との比較で劣っているのであろうか？　これに対して明確に回答できる臨床研究はこれまでなかった．しかし最近の取り組みで，わが国の包括医療費支払い制度方式（DPC）データベースを後ろ向きに解析することにより，おそらく日本の急性期医療は海外と遜色ないことがはじめて見いだされ，本書第二版において紹介することができた．同時に，日本の標準的な CRRT のプロトコルをわかりやすく普及することの意義は，一層深まったと感じている．

私は，日本の医療はCRRTにおいても，慢性血液透析と同様に欧米に遜色のない高い臨床力を示せていると思う．そして，日本のexpert opinionに反映されるseedは確実にあり，国内外に発信していくことが，医療と産業の醸成に必要であると考えている．

2015年1月

東京大学医学部附属病院
血液浄化療法部
野入英世

執筆者一覧

■ 監修・編集

【東京大学医学部附属病院】
野入 英世（血液浄化療法部）

【東京女子医科大学】
花房 規男（血液浄化療法科）

■ 執筆者（五十音順，以下の所属は執筆時点のもの）

【東京大学医学部附属病院】
浅田 敏文（救急部集中治療部）
大野 能之（薬剤部）
岡本 好司（腎臓・内分泌内科）
片桐 大輔（腎臓・内分泌内科）
小丸 陽平（腎臓・内分泌内科）
虎戸 寿浩（血液浄化療法部）
土井 研人（救急部集中治療部）
中村 謙介（救急部集中治療部）
中村 元信（腎臓・内分泌内科）
根岸 康介（血液浄化療法部）
野入 英世（血液浄化療法部）
八反丸善裕（医療機器管理部）
花房 規男（血液浄化療法部）
比留間孝広（救急部集中治療部）
深柄 和彦（手術部）
本田謙次郎（腎臓・内分泌内科）
山下 徹志（腎臓・内分泌内科）
山本 武人（薬剤部）
山本 裕子（医療機器管理部）
渡邊 恭通（医療機器管理部）

【London School of Hygiene & Tropical Medicine】
岩上 将夫（Electronic Health Records Research Group）

【東京大学大学院医学系研究科 公共健康医学専攻】
康永 秀生（臨床疫学・経済学分野）

【三井記念病院】
古瀬 智（腎臓内科）

【静岡県立こども病院】
和田 尚弘（腎臓内科）

CONTENTS

総論

■ I. すぐ治療開始するために

1. **CRRTはだれに行うか？** ························· 花房規男 02
   Renal indication と non-renal indication／AKI 患者における CRRT の選択まで（腎前性・腎後性の除外）／AKI における腎代替療法施行の選択／持続か間欠か／Non-renal indication

2. **何を：モードの選択** ···························· 浅田敏文 11
   モードの種類／透析と濾過／除去効率／血液濾過の弊害／特殊な病態に対する CRRT／海外における CRRT

3. **どのように：処方の決め方** ······················ 土井研人 15
   CRRT の処方とは／CRRT 処方の実際

■ II. 医療用器材

1. **補充液・透析液** ······························· 土井研人 22
   組成／安全性に配慮した製剤設計／血液透析用透析液の組成と補充液との比較／酢酸フリー透析液

2. **ヘモフィルタの選択** ··························· 片桐大輔 28
   膜素材／膜のサイズ／膜の材質／使用時, 使用後の注意／そのほか考慮するべき点

3. **バスキュラーアクセス** ························· 岡本好司 37
   CRRT における既存バスキュラーアクセスの位置づけ／カテーテルの種類／挿入箇所／挿入時トラブル／メンテナンストラブル

4. **抗凝固剤の選択とモニタリング** ·················· 虎戸寿浩 46
   抗凝固剤の必要性／CRRT で用いられる抗凝固剤の種類と特徴

5. **CRRT 装置に表示される数値** ···················· 渡邊恭通 56
   各種測定値の概要／各種測定値の変化／各種設定値

■ III. トラブルシューティング

1. **施行中のトラブルシューティング：機器操作** ⋯ 山本裕子 ● 70
   アラーム発生時の基本 / 各種アラームとトラブルシューティング
2. **合併症：血圧低下** ⋯⋯⋯⋯⋯⋯⋯⋯⋯⋯⋯⋯⋯ 野入英世 ● 76
   血圧低下のメカニズムと CRRT/ 全身状態の把握 / 血圧低下と病態 / 治療上の注意
3. **合併症：出血** ⋯⋯⋯⋯⋯⋯⋯⋯⋯⋯⋯⋯⋯⋯⋯⋯ 古瀬　智 ● 82
   出血の原因 / 出血を認める場合の CRRT
4. **合併症：電解質異常** ⋯⋯⋯⋯⋯⋯⋯⋯⋯⋯⋯⋯⋯ 花房規男 ● 88
   低下しやすい電解質 / そのほか注意が必要な電解質 / モニタリングの重要性

■ IV. よりよい理解のために

1. **CRRT の原理** ⋯⋯⋯⋯⋯⋯⋯⋯⋯⋯⋯⋯⋯⋯⋯⋯ 花房規男 ● 96
   拡散と限外濾過 / 治療法 / その他の治療法
2. **CRRT の治療量の考え方** ⋯⋯⋯⋯⋯⋯⋯⋯⋯⋯ 花房規男 ● 106
   補液・透析液の流量を決める原則 / 物質の除去 / 体内からの物質の除去 / 疫学的・介入試験の結果による設定 / 保険診療上の問題点
3. **CRRT 終了のタイミング** ⋯⋯⋯⋯⋯⋯⋯⋯⋯⋯ 土井研人 ● 115
   間欠的治療への移行 /RRT からの離脱
4. **急性腎障害重症度分類** ⋯⋯⋯⋯⋯⋯⋯⋯⋯⋯⋯ 野入英世 ● 120
   KDIGO 分類について / 重症度分類の運用

各論

■ V. CRRT の適応

1. **腎疾患：AKI に対する CRRT** ················· 土井研人 128
   いつ CRRT の適応と判断するのか？/CRRT か間欠的血液透析か？

2. **腎疾患：ESRD に対する CRRT** ··· 小丸陽平・根岸康介 135
   背景/対象/CRRT のモダリティ選択/CRRT 施行時のバスキュラーアクセス/CRRT からの離脱と IHD への移行/ESRD 症例での CRRT 施行時の留意点

3. **循環器疾患：CCU での CRRT** ················ 片桐大輔 141
   心不全に対する CRRT/心臓外科手術と CRRT/慢性腎不全，末期腎不全に対する治療

4. **敗血症および高サイトカイン血症** ············ 土井研人 150
   サイトカイン，敗血症，non-renal indication/CRRT によるサイトカイン除去の理論/CRRT によるサイトカイン除去の実際

5. **多臓器不全** ···································· 中村謙介 155
   MOF と AKI/MOF における腎代替療法の開始基準/MOF における腎代替療法のモダリティ選択/MOF における CRRT の浄化条件/MOF における CRRT の離脱

6. **急性肝不全・劇症肝炎** ······················· 野入英世 162
   急性肝不全・劇症肝炎/患者状態の把握/治療上のポイント/治療の効果と目標

7. **急性膵炎** ······································ 中村元信 171
   急性膵炎の定義と診断/治療

8. **ARDS（急性呼吸窮迫症候群）** ············· 比留間孝広 177
   急性呼吸窮迫症候群（ARDS）/肺腎連関/ARDS と CRRT/ARDS に合併する呼吸性アシドーシスを CRRT で補正する場合の注意点

9. **周術期の CRRT** ······························· 山下徹志 182
   周術期の AKI/周術期の CRRT/抗凝固薬の選択

10. **頭蓋内疾患** ・・・・・・・・・・・・・・・・・・・・・・・・・・・・・ 本田謙次郎 189
    頭蓋内疾患でCRRTを要する疾患／頭蓋内圧に関する病態生理／
    頭蓋内疾患と腎代替療法
11. **その他：代謝障害，薬物中毒など** ・・・・・・・・・・・ 中村謙介 194
    代謝障害に対する血液浄化の適応／原因物質の除去が可能か／
    血液浄化法の選択（CRRTでよいのか？）／原因物質の除去を
    目的として血液浄化が適応となる中毒
12. **小児・乳幼児のCRRT** ・・・・・・・・・・・・・・・・・・・・・・ 和田尚弘 201
    適応となる病態／開始時期／CRRT施行の具体的条件

■ VI. CRRT施行中の検討項目

1. **輸液** ・・・・・・・・・・・・・・・・・・・・・・・・・・・・・・・・・・・・・・ 花房規男 212
    考え方／実際の輸液／維持期／術後／その他の電解質
2. **栄養** ・・・・・・・・・・・・・・・・・・・・・・・・・・・・・・・・・・・・・・ 深柄和彦 223
    栄養サポートチーム（NST）が遭遇する困難／腎不全患者への
    エネルギー・蛋白質投与量／CRRTを必要とする病態の代謝の
    特徴／急性腎不全における栄養不良の発生／CRRTに伴う体内
    の栄養素の変化／CRRT時の栄養療法
3. **薬剤** ・・・・・・・・・・・・・・・・・・・・・・・・・・ 山本武人・大野能之 230
    CRRT導入患者への薬物投与の問題点／CRRTによる薬剤除去
    の原則／CRRT導入患者に対する抗菌薬の投与量設計／CRRT
    導入患者に対する薬物の投与量調節のチェックポイント
4. **人工腎臓の性能評価** ・・・・・・・・・・・・・・ 小丸陽平・渡邊恭通 243
    背景／「血液浄化器の性能評価法2012」／集中治療分野におけ
    る性能評価の実際／治療効率の指標としての濾過クリアランス
5. **吸着型CRRT** ・・・・・・・・・・・・・・・・・・・・・・・・・・・・・・ 土井研人 248
    吸着性能／フィルター寿命／吸着により除去される物質／物質
    除去と臨床的効果
6. **バイオマーカーを用いたCRRT** ・・・・・・・・・・・・・ 野入英世 252
    血清クレアチニン値との比較／重症度の検出／バイオマーカー
    によるCRRTの考え方

7. 海外大規模臨床研究，国内治療の現状と方向性
　　　　　　　　　　　　　　　　　　　　　土井研人　258
　CRRTにおける至適な条件設定 / 今後のCRRTにおける臨床研究の方向性

8. 院内クラウド化情報管理システム（ICMCI）を活用した CRRT施行中の情報管理
　　　　　　　　　　　　　　　　八反丸善裕　263
　遠隔モニタリングの必要性 /ICMCIの概要 / 期待できる効果 / 今後の展望

9. 国内治療の現状～診療報酬データベースからの報告～
　　　　　　　　　　　　　　　　岩上将夫・康永秀生　272
　Diagnosis Procedure Combination（DPC）/ 集中治療室におけるCRRTとIRRTの使い分けとその転帰

♠：【参考資料】安全確認のためのチェックリスト
　　　　　　　　　　　　　　　　　　　　　野入英世　280

索引　　　　　　　　　　　　　　　　　　　　　　　　282

サイドメモ 目次

カテーテル開発の経緯から思うこと……45
ヘパリン起因性血小板減少症(HIT)……53
海外における抗凝固剤の使用状況……87
心臓外科手術におけるAKIのバイオマーカー……149
血漿交換に必要な血漿量の求め方……165
劇症肝炎に対する肝移植適応基準……169
AKIに合併する肺障害の機序……180
脳浮腫……193
SLEED (sustained low efficiency daily dialysis)……196
循環動態の不安定な児に対する対応……209
CRRTによる薬物のクリアランス(CL_{CRRT})……233
分子量による篩係数の違い……233
薬物除去率(f_d)……234
分布容積(V_d)……234
Pharmacokinetics/Pharmacodynamics (PK/PD) 理論……237
人工腎臓の歴史……247
疫学データのLimitation……278

略語一覧

■ A

ACT	activated coagulation time	活性化凝固時間
AFB	acetate free biofiltration	血液透析濾過法
AKI	acute kidney injury	急性腎障害
AKIN	Acute Kidney Injury Network	
ALI	acute lung injury	急性肺傷害
ALS	artificial liver support	人工肝補助療法
ANP	atrial natriuretic peptide	心房性ナトリウム利尿ペプチド
APTT	activated partial thromboplastin time	活性化部分トロンボプラスチン時間
ARDS	acute respiratory distress syndrome	急性呼吸窮(促)迫症候群
ARF	acute renal failure	急性腎不全
AT-Ⅲ	antithrombin-Ⅲ	アンチトロンビンⅢ

■ B

BBB	blood-brain barrier	血液脳関門
BUN	blood urea nitrogen	血中尿素窒素

■ C

CABG	coronary artery bypass graft surgery	冠動脈バイパス術
CAVH	continuous arteriovenous hemofiltration	持続的動静脈血液濾過
Ccr	creatinine clearance	クレアチニンクリアランス
CCU	cardiac care unit	冠疾患集中治療室
CH	continuous hemofilter	持続緩徐式血液濾過器
CHD	continuous hemodialysis	持続的血液透析
CHDF	continuous hemodiafiltration	持続的血液濾過透析
CHF	continuous hemofiltration	持続的血液濾過
CKD	chronic kidney disease	慢性腎臓病
CPE	continuous plasma exchange	持続血漿交換
CRP	C-reactive protein	C反応性蛋白
CRRT	continuous renal replacement therapy	持続的腎代替療法
CRS	cardiorenal syndrome	心腎連関
CSF	cerebrospinal fluid	脳脊髄液
CTA	cellulose triacetate	セルローストリアセテート
CVVH	continuous venovenous hemofiltration	持続的静静脈血液濾過

■ D

DHP	direct hemoperfusion	直接血液灌流，直接血液吸着
DIC	disseminated intravascular coagulation	播種性血管内凝固症候群

DPC	Diagnosis Procedure Combination	診断群分類

■ E

ECMO	extracorporeal membrane oxygenation	体外膜型人工肺
ESA	erythropoiesis stimulating agent	赤血球造血刺激因子製剤
ESRD	end-stage renal disease	末期腎疾患，末期腎不全
ET	endothelin	エンドセリン

■ F

FFA	free fatty acid	遊離脂肪酸
FFP	fresh frozen plasma	新鮮凍結血漿
FO	fluid overload	輸液過剰

■ G

GFR	glomerular filtration rate	糸球体濾過量

■ H

HAV	hepatitis A virus	A 型肝炎ウイルス
HBV	hepatitis B virus	B 型肝炎ウイルス
HD	hemodialysis	血液透析
HDF	hemodiafiltration	血液濾過透析
HF	hemofiltration	血液濾過
HIT	heparin-induced thrombocytopenia	ヘパリン起因（惹起）性血小板減少症
HMGB1	High Mobility Group Box 1	

■ I

ICP	intracranial pressure	頭蓋内圧
IFN-γ	interferon-γ	インターフェロン γ
IHD	intermittent hemodialysis	間欠的血液透析
IL	interleukin	インターロイキン
IRRT	intermittent renal replacement therapy	間欠的腎代替療法
IVC	inferior vena cava	下大静脈

■ K

KDIGO	Kidney Disease : Improving Global Outcomes	
KoA	mass transfer area coefficient	総括物質移動面積係数

■ L

L-FABP	liver-type fatty acid binding protein	（尿中）L 型脂肪酸結合蛋白
LMWH	low molecular weight heparin	低分子ヘパリン
LOHF	late onset hepatic failure	遅発性肝不全

■ M

MARS	molecular adsorbent recirculating system	マース

Mb	myoglobin	ミオグロビン
MOF	multiple organ failure	多臓器不全
MW	molecular weight	分子量

■ N

NE	neutrophil elastase	好中球エラスターゼ
NGAL	neutrophil gelatinase-associated lipocalin	尿中好中球ゼラチナーゼ関連リポカリン
NM	nafamostat mesilate	ナファモスタットメシル酸塩
NO	nitric oxide	一酸化窒素
NSAIDs	nonsteroidal anti-inflammatory drugs	非ステロイド性抗炎症薬
NST	nutrition support team	栄養サポートチーム

■ P

PAES	polyarylethersulfone	ポリアリルエーテルスルホン
PAN	polyacrylonitrile	ポリアクリロニトリル
PBR	protein binding ratio	蛋白結合率
PD	peritoneal dialysis	腹膜透析
PE	plasma exchange	血漿交換（療法）
PES	polyethersulfone	ポリエーテルスルホン
PF-4	platelet factor 4	血小板第4因子
PMMA	polymethylmethacrylate	ポリメチルメタクリレート
PMX	polymyxin B-immobilized fiber	ポリミキシンB固定化ファイバー
PMX-DHP	direct hemoperfusion using polymyxin B immobilized fiber column	PMX-DHP療法
PS	polysulfone	ポリスルホン

■ Q

Q_B	blood flow rate	血（液）流量
Q_D	dialysate flow rate	透析液流量
Q_F	filtration flow rate	濾過速度
Q_F–Q_S	body fluid removal rate	除水速度（除水量）
Q_P	plasma flow rate	血漿流量
Q_S	replacement (substitution) flow rate	置換液（補充液）流量

■ R

RCT	randomized clinical trial	無作為化臨床試験
RIFLE	Risk, Injury, Failure, Loss, and End-stage kidney	
RRT	renal replacement therapy	腎代替療法

■ S

SC	sieving coefficient	篩（ふるい）係数

SIRS	systemic inflammatory response syndrome	全身性炎症反応症候群
SLEDD	sustained low-efficiency daily dialysis	持続低効率血液透析
SOFA	Sequential Organ-Failure Assessment	SOFAスコア
SOL	space occupying lesion	占拠性病変

■ T

TBW	total body water	体内全水分量, 総体液量
TEN	toxic epidermal necrolysis	中毒性表皮壊死症
TG	triglyceride	トリグリセライド, 中性脂肪
TMP	transmembrane pressure	膜間圧力差
TNF-α	tumor necrosis factor α	腫瘍壊死因子α
TPN	total parenteral nutrition	完全静脈栄養
TRALI	transfusion-related acute lung injury	輸血関連急性肺障害
TTP	thrombotic thrombocytopenic purpura	血栓性血小板減少性紫斑病

■ U

UFH	unfractionated heparin	未分画ヘパリン
UFR	ultrafiltration rate	除水速度

■ V

VA	vascular access	バスキュラーアクセス
Vd	volume of distribution	分布容積

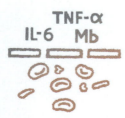

I章　すぐ治療開始するために

1 CRRTはだれに行うか？

● POINTS
◎CRRTは原則的に腎機能をサポートする治療（renal replacement therapy）である（renal indication）．
◎高カリウム血症，溢水，高度の代謝性アシドーシス，尿毒症状の出現が，renal indicationとして重要である．
◎AKIを合併しない患者で，non-renal indicationとしてCRRTが行われることもある．

Renal indication と non-renal indication

CRRTが対象とする患者は大きく，①腎機能のサポートを必要とする患者（renal indication）と，②それ以外（non-renal indication）に大別される．Renal indicationとしては，急性腎障害（acute kidney injury：AKI）に対して行われる場合と，慢性腎不全の急性増悪あるいは維持透析患者において，間欠血液透析（間欠腎代替療法 intermittent renal replacement therapy：IRRT）が施行できない場合に選択される．

AKI患者におけるCRRTの選択まで（腎前性・腎後性の除外）

AKIでは，まず腎前性腎不全・腎後性腎不全を除外することが肝要である．

❶ 腎前性腎不全

腎前性腎不全は腎血流量の低下が原因となるが，体液量自体が減少している脱水と，体液量は正常あるいは増加しているが，有効循環血液量・腎血流量が低下している状態に分けられる．

それぞれ表1に示すような病態が存在するが，腎前性腎不全が存在する場合には，腎血流量を増加させるような手段をとる．

一般的には,明らかな心不全が存在する場合を除いて,細胞外液500mL～1Lを1～2時間で投与する.こうしたvolume challengeに尿量が反応するかどうかを確認する.Volume challengeの途中で,心不全症状が出現し,利尿薬に反応しない場合にはCRRTの開始を検討する.

❷ 腎後性腎不全

腎不全をみた際には,かならず腎臓超音波検査を行う.腎臓の萎縮の有無が,腎不全の経過が急性か慢性かの判断にもつながるからである.この際,両側の水腎症,あるいは片側の水腎症に対側の萎縮腎を認める場合には,腎後性腎不全の可能性を考える.腎後性腎不全では,尿管ステント挿入あるいは腎瘻の増設により急速に利尿が見込まれる可能性がある.水腎症の原因精査を別個行うとともに,下記の4症状により生命の危険がある場合を除き,泌尿器科的処置を優先する.

表1 腎前性腎不全の原因

体液量の減少

- a. 摂取量の減少:食思不振,意識障害
- b. 消化管からの喪失:嘔吐,下痢,胃管などドレナージからの喪失
- c. 不感蒸泄・皮膚からの喪失の増加:発熱,広範囲熱傷,TEN*

体液分布の異常

- a. 血管透過性の亢進:熱傷,感染(敗血症),紅皮症
- b. サードスペースへの移行:胸水,腹水,門脈圧亢進
- c. 血漿浸透圧の低下:高度の低アルブミン血症
- d. 多因子:熱傷,TEN*

心拍出量低下

- a. 心機能の低下:心筋梗塞,拡張型心筋症
- b. 流出路の狭窄:大動脈弁狭窄,大動脈狭窄症,肥大型閉塞性心筋症
- c. 左室充満の低下:心タンポナーデ,僧帽弁閉鎖不全,右室梗塞

*TEN:中毒性表皮壊死症

AKIにおける腎代替療法施行の選択

AKIに対する，決定的な治療は存在しない．循環動態の適正化，腎毒性物質・薬剤，脱水の回避，代謝的サポートが行われる[1]．しかしながら，こうした内科的管理が困難な場合には，腎代替療法（renal replacement therapy：RRT）を行う．表2には，Acute Kidney Injury Networkによる試案[2]を示す．代謝異常，アシドーシス，尿量減少・体液過剰についてそれぞれ詳細が記載されている．

一方，臨床上判断する上では，以下の4つの項目を考慮・評価すると分かりやすい．

①高カリウム血症（K＞6mEq/Lなど）
②体液量の過剰・肺うっ血（乏尿・無尿，挿管・呼吸器管理を考慮する場合など）
③高度の代謝性アシドーシス（pH＜7.15など）
④尿毒症状の出現（BUN＞100mg/dLなど）

上記のような4つの病態が，保存的治療に反応しない場合，さらにはとくにカリウム・溢水により生命の危険がある場合にはRRTを開始する．

なお，これらのポイントは，維持血液透析（hemodialysis：HD）患者に対して，緊急に追加透析が必要かどうかの指標としても使用可能である．

1. 高カリウム血症

高カリウム血症でK＞6mEq/Lを認める場合，あるいは消化管出血，腫瘍崩壊，横紋筋融解など急速にカリウム値の上昇を認める場合で，とくに腎不全が併存し，腎からの排泄が見込まれない場合には，RRTによりカリウムの低下をはかる．

ただし，一般的にCRRTのカリウム低下速度は，高血液流量（200mL/min以上）のHDに比較すると遅いため，生命にかかわる高カリウム血症で，速やかにカリウム値を低下させたい場合には，循環動態が許す限り高血流量（200mL/min以上）のHDを選択することが望ましい．

表2　AKIにおける腎代替療法の適応

適応	具体的な値	絶対適応・相対適応の別
代謝異常	BUN > 76mg/dL	相対
	BUN > 100mg/dL	**絶対**
	血清K値 > 6mEq/L	相対
	血清K値 > 6mEq/L（心電図異常を伴う場合）	**絶対**
	血清Na値の異常	相対
	高Mg血症 > 8mEq/L	相対
	高Mg血症 > 8mEq/L（無尿で深部腱反射の消失を認める場合）	**絶対**
アシドーシス	pH > 7.15	相対
	pH < 7.15	**絶対**
	メトホルミンによる乳酸アシドーシス	**絶対**
無尿・乏尿	RIFLE R（KDIGO stage 1 に相当）	相対
	RIFLE I（KDIGO stage 2 に相当）	相対
	RIFLE F（KDIGO stage 3 に相当）	相対
体液過剰	利尿剤反応性	相対
	利尿剤抵抗性	**絶対**

（文献2より）　　　　　　　　　　　　（Acute Kidney Injury Network による試案）

　また，高カリウム血症の治療としてグルコースインスリン（GI）療法を行うと，カリウムが血漿中から細胞内へ移行し，CRRTで除去可能な血漿中のカリウム量が減少してしまうため，循環動態に変調をきたし，カルシウム製剤に反応せず，RRTがすぐには行えない場合にのみ併用する．

2. 体液量の過剰・肺うっ血

体液量の過剰・肺うっ血に対する適応としては，

1) 高用量の利尿薬（フロセミド 20mg/hr など）を使用しても
2) 乏尿・無尿のため
3) 薬剤投与・栄養投与のために負荷される輸液量（carrier water）にみあった尿量が得られない場合が適応となりうる．

とくに，1日当り体重の3〜5%を超える in-over 状態がある場合には，連日の間欠 IRRT を行っても除水はできないため，CRRT の施行が考慮される．

3. 高度の代謝性アシドーシス

HCO_3^- < 10mEq/L，pH < 7.15 となるような，高度の代謝性アシドーシスがある場合には CRRT が考慮される．とくに，重炭酸ナトリウムを使用する場合には，腎からナトリウムが排泄できないと，ナトリウム負荷から体液過剰を引き起こす可能性がある．一方，RRT では，ナトリウムを負荷することなく，アシドーシスを改善することが可能である．

4. 尿毒症状の出現

尿毒症の出現は，腎不全のどの段階で RRT を選択するかということに換言される．従来，観察研究において，RRT 開始時の BUN 値と生命予後との関連が検討されてきた．RRT 開始時点における BUN150〜200mg/dL を対照とすると，70〜150mg/dL の群で予後が良好であること，また，BUN > 100 mg/dL で開始した場合には，出血，グラム陰性桿菌の感染の頻度が増加する可能性が示され，BUN80〜100mg/dL が開始の基準となるとされている[3,4]．

その後，AKI の概念が浸透した後に複数の検討が報告されている．Bagshaw らが行った観察研究で，23カ国，54ICU に入室した 1,238人の AKI 患者において RRT 開始のタイミングを，BUN 値，クレアチニン値，ICU 入室後日数などで定義し，これらと院内死亡との関連を検討した．しかしながら，定義により予後との関連は

異なり、明確な結論は得られていない[5]．また、台湾からの報告で、RRT 開始時点における AKI の stage と院内死亡との関連が検討されている．Risk までに開始した群がよいとする結果が当初報告されたが[6]，その後、同じグループから関連性を否定する結果が報告された[7]．一方、メタアナリシスが複数報告されていて[8-10]，早期の開始が予後改善と関連したと結論づけるものもある[9,10]．しかし、元の臨床試験の不均一性が高いこと、含められた試験はほとんどが観察研究であり、BUN 値により群分けされた RCT はないこと、さらに早期・晩期の定義がまちまちであることなどから RRT の開始時期に対して明確な結論を得るには至っていない．

以上のように、晩期の開始は避けるべきであるが、基準値を設けるだけのエビデンスはない．実臨床では、従来用いられている BUN100mg/dL が溶質貯留の基準になると考えられる[2-4]．

5. その他の適応

海外のエキスパートオピニオンとして、RRT が必要とされる病態として高マグネシウム血症（4mmol/L，深部腱反射の消去を認める場合）が挙げられている[2]．

先述の4項目に比較すると頻度は少ないが、高マグネシウム血症の患者にも保存的に病態が改善しない場合、RRT の適用を考慮する．

持続か間欠か

Renal indication としての RRT の適応について解説してきたが、CRRT か IRRT を行うかについての検討が必要である．CRRT と IRRT との利点・欠点については、表3に示した．CRRT は持続的に腎機能を代替するため、homeostasis を維持しながら除水・溶質除去が可能であるという利点がある．一方、持続的に抗凝固剤を必要とするために出血のリスクがあること、さらには患者の動きが束縛されるため、意識が清明な場合には患者の負担が大きいという欠点がある．

表3 **各治療のメリット・デメリット**

	利点	欠点
CRRT	除水が緩徐 　循環動態への影響が少ない 　大量の除水が可能である 　大分子量物質（ミオグロビン・サイトカイン）の除去に優れる． 　血中濃度のリバウンドがない	持続的に抗凝固剤が必要 　出血があると行いづらい 　コスト・人手・手間の問題 　単位時間あたりの効率低い 　患者の動きを束縛する
IRRT	抗凝固剤が少なくて済む 　出血のリスクが低い 　維持透析と同じ技術を利用 　コスト・人手・手間が少ない 　単位時間あたりの効率高い 　高カリウム血症など	間欠治療である 　単位時間あたりの除去速度多 　血圧低下をきたしやすい 　大分子量物質の除去は困難 　治療後に血中濃度がリバウンドする

　一方，CRRTとIRRTとの比較は以前から行われている．BUNのコントロールはCRRTの方がよかったが，生命予後は差がみられなかったとするもの[11]．フランスの多施設共同RCTで360人をCRRT，IRRTに割り付けたが，60日予後は差がみられなかったとする報告[12]がある．15のRCTのメタアナリシスでも，生命予後，血圧変動との関連はみられず，平均血圧のみCRRT群で良好であったとしている[13]．

　以上のように，臨床研究の結果からは，CRRTとIRRTとは予後との関連において同等とされているが，実臨床においては，循環動態や呼吸状態が不安定であり，大量の輸液（carrier waterを含む）が必要な患者がCRRTの適応となる．

● Non-renal indication

　CRRTがもつサイトカイン吸着能や，中～大分子の除去性能が高いという特性を利用して，サイトカインの除去を目的として，CRRTが行われることがある[14]．

　表4にはこうした腎疾患以外でCRRTが用いられる病態を含めてCRRTの適応病態を挙げた[15]．とくに，高サイトカイン血症が

表4 CRRTの適応疾患・病態（non-renal indication 含む）

1. 急性腎不全
2. 水分・電解質・acid base 異常
3. 急性代謝異常および先天性代謝異常の急性憎悪
4. 急性心不全，心原性ショック
5. 劇症肝不全

6. 急性薬物中毒

7. 高サイトカイン血症
    a. 重症敗血症，敗血症性ショック
    b. Acute Respiratory Distress Syndrome（ARDS）
    c. 重症急性膵炎
    d. 血液関連疾患・悪性腫瘍関連疾患
        ・白血病関連疾患
        ・治療に伴う Tumor Lysis Syndrome（TLS）
        ・Hemophagocytic Syndrome（HPS）など
    e. Thrombotic Microangiopathy
        ・血栓性血小板減少性紫斑病（TTP）
        ・溶血性尿毒症症候群（HUS）など
    f. その他の高サイトカイン血症

8. 以下の病態を持つ慢性腎不全症例
    a. 極端な心機能低下をきたしている症例
    b. 重篤な不整脈が存在する症例
    c. 意識障害があり脳圧の亢進が疑われる症例
    d. 高尿素窒素血症や高血糖のために高浸透圧血症が疑われる症例
    e. 敗血症などを合併し高サイトカイン血症が疑われる症例

（文献15より）

みられる患者において，PMMA膜を使用したCRRT（CHDF）が試みられる．また，近年AN69-ST膜を用いたヘモフィルタが敗血症への適応を取得し，臨床使用可能となっている．

なお，サイトカインの除去については，否定的な意見[16]，サイトカイン濃度の過度の上昇をCRRTが抑制することが重要であるとする仮説（peak concentration hypothesis）[17] など，様々な考え方がある．

いずれにしても，こうしたCRRTの適応を non-renal indication とよんでいる．

文 献

1) KDIGO Clinical Practice Guideline for Acute Kidney Injury：*Kidney Int Suppl.*, **2**：1-138, 2012.
2) Gibney, N. et al.：*Clin J Am Soc Nephrol.*, **3**(3)：876-880, 2008.
3) Palevsky, PM.：*Semin Dial.*, **19**(2)：165-170, 2006.
4) Palevsky, PM.：*Crit Care*, **11**(6)：232, 2007.
5) Bagshaw, SM. et al.：*J Crit Care*, **24**(1)：129-140, 2009.
6) Shiao, CC. et al.：*Crit Care*, **13**(5)：R171, 2009.
7) Chou, YH. et al.：*Crit Care*, **15**(3)：R134, 2011.
8) Seabra, VF. et al.：*Am J Kidney Dis.*, **52**(2)：272-284, 2008.
9) Karvellas, CJ. et al.：*Crit Care*, **15**(1)：R72, 2011.
10) Wang, X. et al.：*Ren Fail.*, **34**(3)：396-402, 2012.
11) Mehta, RL. et al.：*Kidney Int.*, **60**(3)：1154-1163, 2001.
12) Vinsonneau, C. et al.：*Lancet*, **368**(9533)：379-385, 2006.
13) Rabindranath, K. et al.：*Cochrane Database Syst Rev.*, (3)：CD003773, 2007.
14) Hirasawa, H. et al.：*Contrib Nephrol.*, **156**：365-370, 2007.
15) 日本急性血液浄化学会：日本急性血液浄化学会標準マニュアル．東京：医学図書出版；2013.
16) Cole, L. et al.：*Crit Care Med.*, **30**(1)：100-106, 2002.
17) Ronco, C. et al.：*Artif Organs*, **27**(9)：792-801, 2003.

（花房規男）

2 何を：モードの選択

● **POINTS**
◎モード選択の際には除去したい物質の特性を考える．
◎小分子物質のみを除去する場合には CHD，中分子以上の物質や水の除去を目的とする場合には CHF または CHDF の選択が妥当である．
◎血液濾過を行う場合には，除去したい物質だけでなく，膜の寿命や血小板消費も考慮する必要がある．

モードの種類

CRRT では，CHD（continuous hemodialysis；持続的血液透析），CHF（continuous hemofiltraion；持続的血液濾過），CHDF（continuous hemodiafiltration；持続的血液濾過透析）の 3 つのモードが主に用いられる．どのモードが優れているかの論拠はなく，モードは血液浄化療法を導入した目的によって決定される．

透析と濾過

血液浄化療法の原則は腎機能の代替であり，その目的は水と溶質の除去である．血液浄化の基本的な原理には，①拡散，②濾過，③吸着があり，モード選択の際には前 2 者の理解と物質の除去効率を考える必要がある．

拡散は血液透析で用いられる物質除去方法で，濃度勾配による受動的な物質の移動を利用する．小さな分子量の物質の除去は優れるが，比較的大きい分子量の物質の除去には向いていない．

濾過は限外濾過の原理を用いた物質除去方法であり，小分子物質に加えて，30 kDa 程度の物質まで除去することが可能である．

透析および濾過で主に除去される溶質を図1にまとめた．水は拡散でも濾過でも膜を通過するが，体外へ除去したい場合には濾過

をかける必要がある．

　分子量の小さい物質（カリウムや尿素窒素など）のみを除去したい場合にはCHDで十分であるが，抗菌薬やミオグロビンなどの中分子量物質まで除去したい場合にはCHFまたはCHDFを選択することになる．

　なお，分子量が小さくても蛋白結合率が高い物質は，膜を通過せず除去されないため注意が必要である．

除去効率

　血液透析では，中分子以上の物質の除去効率が落ちる一方，血液濾過は中分子以上の物質に加えて，小分子物質の除去効率も血液透析と同等である（Ⅳ-1.「CRRTの原理」の図1を参照，p.98）．

　拡散における物質除去効率を規定する因子には，主に血液流量（Q_B）（正確には血漿流量），透析液量（Q_D），膜の性質（総括物質移動面積係数：KoA）があり，このうち最も流量の小さいものに

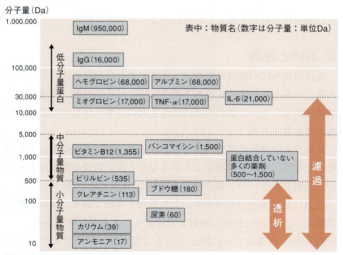

図1　CRRTと除去される溶質の分子量

除去効率は依存する．また，30 kD 程度までの物質を濾過する場合，濾過による物質の除去効率は濾過流量（Q_F）に依存する（Ⅳ-2.「CRRT の治療量の考え方」を参照，p.106 〜）．

間欠的透析と異なり，一般的な治療量の CRRT では，Q_B は Q_D よりも大きいことが多く（単位が異なるため $Q_B = 80$ mL/min は $Q_D = 4,800$ mL/hr と同等），小分子の除去効率は Q_D（＋Q_F）に依存する．一方，中分子以上の物質の除去については，主に Q_F に依存することになる．50 kD 以上の大分子は限外濾過でも除去することができないため，モードによる除去効率の違いはない．

以上をふまえると，小分子物質のみの除去を目的とする場合を除いて，水と溶質の除去という観点からは CHF が最も合理的なモードと考えることができる．しかし，実際のモード選択の際には，限外濾過に伴うデメリットも同時に考慮しなくてはならない．

血液濾過の弊害

❶ 膜寿命の短縮

濾過を行う場合，中空糸膜に血小板や蛋白などが付着することにより膜の寿命が短縮する．膜の寿命短縮は頻回の回路交換の原因となり，脱血・返血に伴う血行動態変化のリスクや経済的な損失につながる．

❷ 血小板減少

濾過の際に血小板が膜に付着することで，血小板低下の原因にもなる．CRRT 施行の際には抗凝固薬を使用するため，血小板数減少は出血のリスクをさらに高めることになる．また，輸血量の増加につながる可能性もある．血液濾過の必要がない場合は CHD の選択や，Q_F を減らして膜への負担を減らすことで対応する．

❸ 血液流量による制限

膜の性能や劣化速度の観点から，Q_F は Q_B の 15 〜 20 % 程度を上限とすることが多い．CRRT が導入されるような血行動態不安定な患者では十分な治療量の CHF を実現するための Q_B を確保できないことが稀ではない．その場合，血液透析を併用して CHDF

のモードを選択する.

特殊な病態に対する CRRT

ここまでは純粋な腎機能の代替を目的とした renal indication としてのモード選択について概説した.これ以外にも敗血症による高サイトカイン血症や急性薬物中毒などに対してCRRTが導入されることがある(モード選択については各論参照).

海外における CRRT

わが国においてはCHDFが選択されることが多いが,英国ではCHFが主流であり[1],米国ではCHDが主に使用されている[2]など,国によって選択されるモードには差がある[3].

なお,海外におけるCRRTのモードの呼称はわが国のものとは異なり,CVVH (continuous veno-venous hemofiltration),CVVHD (continuous veno-venous hemodialysis),CVVHDF (continuous veno-veous hemodiafiltraion) といったように,静脈脱血,静脈返血であることを示す"V-V"を用いて表現され,こちらのほうが world standard な表現である.

文 献
1) Gatward, J. J. et al.: *Anaesthesia*, 63 : 959-966, 2008.
2) Overberger, P. et al.: *Clin. J. Am. Soc. Nephrol.*, 2 : 623-630, 2007.
3) Uchino, S. et al.: *Intensive Care Med.*, 33 : 1563-1570, 2007.

(浅田敏文)

memo

3 どのように：処方の決め方

● **POINTS**
◎CRRTの処方としてスタンダードとなる確立された条件設定は現時点では存在しない．
◎CRRTの条件設定を行うには，根拠となる基礎的な知識が必要である．
◎CRRTにより達成すべき目標とCRRTのパフォーマンス，各施設のCRRT施行体制を勘案して条件設定を行う．
◎CRRTの処方を固定する必要はなく，個々の病態に応じて柔軟に設定変更することが重要である．

CRRTの処方とは

　CRRTの適応が判断され，モードの選択が決定されれば，実際の治療を開始することになるが，その際に"処方"を決める必要が生じる．CRRTのおもな目的は溶質除去および除水による体液コントロールであり，この両者を達成できるように中空糸膜（フィルター），血液流量，透析液流量，濾液流量，置換液（補充液）流量，抗凝固薬などを選択する．現状では高いエビデンスレベルに基づいた標準的な処方は存在しないため，①わが国における保険診療下での処方，②おもに海外で行われているCRRT臨床研究における処方[1-3]，③敗血症をターゲットとしたhigh-volumeに分類される濾過量[4-7]，吸着能の高いヘモフィルタを用いたCRRTにおける処方[8]などを参考として各施設における処方を個々の症例に応じて決定することになる．

❶ 中空糸膜（フィルター）

　フィルターには血液透析器（透析膜，ダイアライザ）と血液濾過器（濾過膜，ヘモフィルタ）がある．透析膜は分子量数千程度までの溶質の除去を目的として作製されていたが，生体適合性を高めた

ハイパフォーマンス透析膜の登場により，透析膜と濾過膜の相違が明確でなくなってきている．CRRT においては，溶質除去能，限外濾過能，生体適合性・抗凝固能がフィルターの性能を規定する．わが国においてはポリスルフォン（PS）膜がもっとも多く使用されている．さらに，サイトカインに代表される低分子蛋白は，透析，濾過以外にフィルターによる吸着という第3の機序によっても除去されることが知られており，敗血症などの病態では吸着能の高いヘモフィルタ（PMMA 膜）を選択することもある．

膜面積は成人症例であれば $1.0\,m^2$ が選択されることが多いが，循環動態が極端に安定しない症例や体格が小さい場合（小児を含む）には，さらに膜面積の小さいものを選択する．一方，濾過流量 Q_F を増大させたい場合には膜面積の大きいものが有利である．（詳細はⅡ-2.「ヘモフィルタの選択」を参照，p.28〜）

❷ 血液流量（blood flow rate：Q_B）

血液流量が少ない設定であるほど循環動態が不安定な症例には有利であるが，血漿流量も小さくなるため大量の濾過に対しては血液濃縮をきたしやすくなる．血漿流量の 25% 以下の濾過が望ましいとされており，ヘマトクリット 30% の症例で Q_B 80 mL/min とした場合の血漿流量は $80 \times 0.7 = 56\,mL/min$ であり，$56 \times 0.25 = 14\,mL/min = 840\,mL/hr$ の濾液流量 Q_F が上限の目安となる．さらに，簡素な計算式として，Q_B の 1/5 を目安にすることもあるが，この場合では $80 \times 0.2 = 16\,mL/min = 960\,mL/hr$ の Q_F が上限となる．

❸ 透析液流量（dialysate flow rate：Q_D）

❹ 濾液流量（濾過流量）（filtration flow rate：Q_F）

❺ 置換液（補充液）流量（replacement（substitution）flow rate：Q_S）

小分子物質の除去は透析（拡散，diffusion）と濾過（convection）の両方の原理で除去されるため，クリアランスは $Q_D + Q_F$ で表される．つまり，$Q_D + Q_F$ によりカリウム，リン，尿素窒素，クレアチニンなどの小分子物質（分子量 500 以下）のクリアランスが規定される．$Q_D + Q_F$ の至適設定については，過去 10 年間でいくつ

かの大規模臨床研究が行われ，以下のようなコンセンサスに到達している．①$Q_D + Q_F = 20 \sim 25$ mL/kg/hr の処方と $Q_D + Q_F = 35 \sim 40$ mL/kg/hr 処方では生存率に差がない，②$Q_D + Q_F$ を 20 mL/kg/hr 以下の処方は検討されていない，③20 mL/kg/hr 以下の処方では生存率の低下が懸念される（エキスパートオピニオン）．わが国では $Q_D + Q_F = 600 \sim 1,000$ mL/hr の処方が一般的であり，体重60キロ換算で $10 \sim 17$ mL/kg/hr となっていることに留意するべきである．

Q_F は，Q_S と除水量を合計したものである（$Q_F = Q_S +$ 除水量）．1990年ごろの濾過膜の性能（限外濾過能）があまり高くない状況では，Q_F 300 mL/hr 程度が上限とされていた経緯がある．上述のように Q_B 80 mL/min であれば $800 \sim 1,000$ mL/hr 程度の Q_F を設定できるが，とくに重症度の高い症例においては血液過凝固状態を呈しており，Q_F を高く設定すれば膜凝固のリスクが上昇する．Q_D と Q_F は $1:1$ の比に設定されることが多いが，分子量500以上の中分子物質やサイトカイン（分子量 $15,000 \sim 50,000$）を積極的に除去したい場合には Q_F の設定を大きくすればよい．ただし，Q_F 2,000 mL/hr あるいは 6,000 mL/hr といった大量（high volume）の濾過流量がサイトカインの除去に有効であるとの報告が多く，この場合，Q_B 200 mL/min 以上，膜面積の大きなヘモフィルタが必要になる[4-6]．

緊急性のある高カリウム血症に対しては血液透析がもっとも早く血中カリウム濃度を低下させるが，循環動態の不安定な症例に対して CRRT を選択せざるをえない場合には，Q_D を $2,000 \sim 6,000$ mL/hr に設定することで対応する．

濾過によって喪失した体液を補充する目的で置換液（補充液）が加えられる．注入部位によって前希釈法と後希釈法があるが，わが国では後希釈法が多い．

❻ 除水速度（除水量）（body fluid removal rate：Q_F-Q_S）

除水速度は患者の体液量および循環を考慮して決定する．CRRT の最大の利点の一つが緩徐かつ確実な除水である．これは腎不全・

心不全における過剰な細胞外液の除去のみならず，中心静脈栄養や血液製剤を投与するにあたっての輸液スペースの確保にも威力を発揮する．具体的には，100 mL/hr の除水を設定した場合，約 2,000 mL/day の輸液をしていても，500 mL/day のアウトバランスを保つことができる．

❼（補充）液におけるカリウム補正

CRRT が長期間にわたる場合には，低カリウム血症が生じることが多い．とくに循環動態が不安定な症例においては血清カリウム濃度を 3.5 〜 4.0 mEq/L 以上に保つことが重要である．血清カリウム濃度補正のためにカリウム製剤を点滴静注する方法もあるが，透析液，置換（補充）液にあらかじめ塩化カリウムなどを混合して，カリウム濃度を調整することも可能である．国内で用いられている濾過型人工腎補充液のカリウム濃度はすべて 2.0 mEq/L に設定されているが，2,000 mL の補充液に塩化カリウムを絶対量で 3.0 mEq あるいは 4.0 mEq 混注すると，濃度がそれぞれ $2.0 + 3.0 \div 2 = 3.5$ mEq/L，$2.0 + 4.0 \div 2 = 4.0$ mEq/L に調整できる．

❽ 凝固薬

CRRT を必要とする症例では出血のリスクが高いと判断される状況が多いこともあって，わが国ではナファモスタットメシル酸塩が使用されることが多い．同薬剤のジェネリック医薬品の登場以降，アナフィラキシーの頻度が増加している印象があり，多剤に対する過敏症の病歴を有する症例には注意が必要である．未分画ヘパリン，低分子ヘパリンの単独投与あるいはナファモスタットメシル酸塩との併用も可能である．（詳細はⅡ-4.「抗凝固剤の選択とモニタリング」を参照，p.46 〜）

CRRT 処方の実際

以上のような条件設定の根拠を理解したうえで，個々の病態および施設における CRRT 施行体制および日本の保険診療では $Q_D + Q_F$ は 600 〜 1,000 mL/hr 程度を上限としている状況を考慮して，CRRT の処方を決定していく．

❶ CRRTの目的はなにか？

維持透析患者が心不全・呼吸不全を呈してICUにてCRRTを必要とした場合は，体重60キロであれば体内水分量は体重の60%であるため $Q_D + Q_F$ 900 mL/hr（= 15 mL/kg/hr）の条件設定で，24時間 Kt/V =（900 mL/hr × 24 hr）/（60 kg × 1,000 mL/kg × 0.6）= 0.6 と計算され，Kt/V = 1.2 の血液透析を48時間ごとに施行しているのと同等となる（表1；症例1）．カリウムなどの小分子物質の早急な除去が必要であれば Q_D を高く設定する（症例2）．重症敗血症に対してサイトカインの除去を積極的に行う場合には，Q_B と膜面積を可能なかぎり大きくして，Q_F を大きく設定する，あるいはPMMA膜を選択する（症例3，4）．

❷ CRRT施行における制約は？

全身状態不良であり，頻回な膜凝固を繰り返す症例においては抗凝固薬の増量に加えて，Q_B を大きく Q_F は小さく設定する（症例5）．CRRTの処方，とくに浄化量（$Q_D + Q_F$）は24時間持続で治療が継続することを前提としているが，夜間の回路交換などが困難な場

表1 CRRT処方例

	ヘモフィルタ	Q_B mL/min	Q_D mL/hr	Q_F mL/hr	Q_S mL/hr	除水 mL/hr	抗凝固薬
症例1	PS膜 1.0 m²	80	600	300	200	100	ナファモスタット 30 mg/hr
症例2	PS膜 1.0 m²	80	2,000	300	200	100	ナファモスタット 30 mg/hr
症例3	PS膜 1.3 m²	200	200	2,000	1,900	100	ナファモスタット 30 mg/hr
症例4	PMMA膜 1.0 m²	80	700	300	200	100	ナファモスタット 30 mg/hr
症例5	PS膜 1.0 m²	100	750	150	50	100	ナファモスタット 40 mg/hr ＋ヘパリン 100単位/hr

合には治療時間が短縮されることになり，それに応じた治療条件の再検討が必要である．また，バスキュラーアクセスからの脱血不良，返血圧の上昇もCRRTの条件設定に影響を及ぼす因子である．

文 献
1) Ronco, C. et al.：*Lancet,* **356**：26-30, 2000.
2) Palevsky, PM. et al.：*N. Engl. J. Med.,* **359**：7-20, 2008.
3) Bellomo, R. et al.：*N. Engl. J. Med.,* **361**：1627-1638, 2009.
4) Cole, L. et al.：*Intensive Care Med.,* **27**：978-986, 2001.
5) Ghani, RA. et al.：*Nephrology* (Carlton), **11**：386-393, 2006.
6) Boussekey, N.et al.：*Intensive Care Med.,* **34**：1646-1653, 2008.
7) Honore, PM. et al.：*Crit Care Med.,* **28**：3581-3587, 2000.
8) Matsuda, K. et al.：*Transfus. Apher. Sci.,* **40**：49-53, 2009.

（土井研人）

memo

II章 医療用器材

1 補充液・透析液

● POINTS
◎補充液・透析液は使用直前に隔壁を開通させ，よく混和して使用する．
◎症例ごとの病態に応じた補充液・透析液の選択，透析処方量の調節とともに電解質も適切に測定・補正を行う．
◎HD・HDFでの酢酸フリー透析液の有用性が注目されている．

透析液は，透析膜を介した拡散・濾過の原理によって，生体側から蓄積した物質を濾液に移動させると同時に，欠乏している物質が生体側に補充される．血液透析（hemodialysis：HD）は，拡散により小分子量物質のクリアランスに優れる一方，β_2ミクログロブリンやサイトカインなどの中分子量物質のクリアランスが劣る．一方，中分子量物質のクリアランスに優れる血液濾過（hemofiltration：HF）は，限外濾過のメカニズムにより除去された細胞外液を補充する必要がある．わが国で汎用されるCHDFではこれらを併用することで，病態の改善を効率的に行おうとするものである．

組 成

透析液・補充液の組成は，適応となる病態においてCRRTを施行することで生理的に正常とされる状態に近づけやすいように，電解質・ブドウ糖・アルカリ化剤の濃度が設計されている．医工学領域の発展とともに，ヒューマンエラーによるトラブル回避・安全性向上の観点から透析機器や透析膜だけでなく，透析液・補充液も改良が積み重ねられている．現在入手可能な補充液・透析液のうち，主要なものを表1に示す．

1. 電解質・ブドウ糖

いずれの製剤についても細胞外液に近い組成となっているが，CRRT 導入時にみられることが多い高カリウム血症，および低カルシウム血症を容易に補正できるように，K^+ 2.0 mEq/L，Ca^{2+} 3.5 mEq/L にそれぞれ設定されている．ただし，心疾患合併例やジギタリス製剤使用時などカリウム濃度を下げたくない場合には，カリウム製剤の点滴などによって補正する必要がある．また，腎不全の際には高リン血症となるため，当然ながら各製剤にリン酸は含まれていないが，CRRT が比較的長期に及ぶと低リン血症をきたしやすいため，適宜モニタリングと補正が必要である（Ⅲ-4.「合併症：電解質異常」を参照，p.88 ～）．さらに，ブドウ糖濃度は 100 mg/dL であるが，低血糖となる場合もあるため定期的に測定を行うべきである．

2. アルカリ化剤

かつては製剤の安定性から乳酸も使用されていたが，重症例では末梢循環不全による乳酸産生が増加するほか，TCA サイクルが十分に機能せずに乳酸が蓄積することから，酢酸あるいは重炭酸に切り替わってきている．酢酸についても肝障害時の代謝遅延，酢酸不耐症（血圧低下，アレルギー症状），直接の心機能抑制作用，末梢血管拡張作用による血圧低下，低酸素血症，筋痙攣などから重症例には投与を極力避けたいところであり，pH 調整剤に塩酸を使用することで酢酸濃度をより低くした製剤も開発されている．現在，アルカリ化剤の主流である重炭酸は生理的なアルカリ化剤であり，直接速やかにアルカリ化するが，以下に述べるように製剤溶液が不安定であり，ときに過度の補正により代謝性アルカローシスとなる場合がある．

● 安全性に配慮した製剤設計

重炭酸をアルカリ化剤とする補充液は沈殿を生じやすく不安定であったため，2 剤に分離して使用直前に混和する製剤となってい

表1 血液濾過用補充液の組成（混合後 理論値）

製品名 （製造販売元）	Na^+ mEq/L	K^+ mEq/L	Ca^{2+} mEq/L
サブラッド BSG （扶桑薬品工業）	140.0	2.0	3.5
HF-ソリタ BW キット （味の素製薬）	140.0	2.0	3.5
サブパック -Bi （ニプロファーマ）	140.0	2.0	3.5

表2 血液透析用透析液の組成（混合後 理論値）

製品名 （製造販売元）	Na^+ mEq/L	K^+ mEq/L	Ca^{2+} mEq/L
キンダリー AF2D	140.0	2.0	3.0
キンダリー AF4D	140.0	2.0	2.75
キンダリー AF3D （扶桑薬品工業）	140.0	2.0	2.5
リンパック1号	138.0	2.0	2.5
リンパック3号 （ニプロファーマ）	140.0	2.0	3.0
カーボスター・P （味の素製薬）	140.0	2.0	3.0

Mg²⁺ mEq/L	Cl⁻ mEq/L	HCO₃⁻ mEq/L	酢酸 mEq/L	ブドウ糖 mg/dL
1.0	111.5	35.0	0.5	100
1.0	111.0	35.0	3.5	100
1.0	111.0	35.0	3.5	100

Mg²⁺ mEq/L	Cl⁻ mEq/L	HCO₃⁻ mEq/L	酢酸 mEq/L	ブドウ糖 mg/dL
1.0	110.0	30.0	8.0	100
1.0	112.25	27.5	8.0	125
1.0	114.5	25.0	8.0	150
1.0	110.0	28.0	8.0	100
1.0	113.0	25.0	10.2	100
1.0	111.0	35.0	— クエン酸 2	150

る．またこれまでの経験から，間違いを犯してもダメージを最小限に抑えようという"Fail-Safe"の発想に基づき[1, 2]，万一「上下室」を混和せずに下室を連結しても溶血や高ナトリウム血症が起こらないよう，生理的濃度に近い電解質バランスとともに浸透圧比がおよそ0.9〜1.0となるよう調整されている．さらに，サブラッド BSG では「上下室」を混和しないと溶液がバッグから補液されないよう，隔壁未開通防止機構も備えている．

血液透析用透析液の組成と補充液との比較

現在入手可能な血液透析用透析液のうち一部を表2に示す．

組成の違いとして特徴的なのはカルシウム濃度とアルカリ化剤である．維持透析患者では二次性副甲状腺機能亢進症の合併が多く，その治療の結果，高カルシウム血症をきたしやすかった背景から，低カルシウム濃度の透析液が開発された．ただし，Calcimimetics（シナカルセト塩酸塩，レグパラ®）やカルシウムを含有しない経口リン吸着薬の上市により，カルシウム濃度が下がりすぎる懸念が生じ，重篤な不整脈誘発を回避する目的から低カルシウム濃度（2.5 mEq/L）の透析液の需要は減少するかもしれない．

アルカリ化剤としては重炭酸が主流であるが，炭酸塩析出抑制，pH 調整および細菌増殖抑制作用から酢酸が 8〜10 mEq/L 含有されている．酢酸自体が有する一酸化窒素（NO）産生亢進による血管拡張や心収縮能抑制作用から，透析中の血圧低下・透析不均衡症候群を惹起する可能性があり，血液濾過用補充液の酢酸濃度はより低く設定されている．

酢酸フリー透析液

高齢者などで酢酸代謝遅延（アセチル CoA 欠乏・低下など）のために酢酸が体内に蓄積する酢酸不耐症を呈しやすいことが知られており，酢酸の代わりに重炭酸およびクエン酸を使用する酢酸フリー透析液（カーボスター®）が上市されている．pH 調整のためクエン酸が含有されていることから，カルシウムのキレート効果によっ

て 2.5 〜 2.8 mEq/L 程度のカルシウム濃度にまで低下する．結果として，血液透析中循環動態の安定化だけでなく，血小板や凝固系を活性化しにくいことから，抗凝固剤の減量につながることが期待される．栄養状態の改善や赤血球造血刺激因子製剤（erythropoiesis stimulating agent：ESA）の投与量減量，インスリン投与量の減量が得られたとする報告もみられる．

また，酢酸も含めてアルカリ化剤を含まない透析液と，重炭酸ナトリウムを補充液として使用する血液透析濾過法（acetate free biofiltration：AFB）のための透析液（バイフィル S®）・補充液（バイフィル専用炭酸水素ナトリウム補充液®）も入手可能であり，透析中の血圧低下を起こしにくいと報告されている．重炭酸ナトリウムの投与量を調整することで，症例ごとに酸塩基平衡を補正することが可能である．

文 献
1) 加藤圭司・他：ICU と CCU，31：S141-S143, 2007.
2) 田中修一・他：医薬品研究，36：194-206, 2005.

（土井研人）

2　ヘモフィルタの選択

> ● POINTS
> ◎循環動態が不安定な重症患者に対するCRRTに適したヘモフィルターとして求められる主な性能としては，①透水性能と除去性能に優れていること，②長時間の低血液流量設定でも経時劣化や血液凝固を起こしにくいこと，③生体適合性が高いこと，である．

膜素材

　一般的に透析膜は長い間セルロース膜が主流であった．これは当時の透析治療が尿素やクレアチニンといった小分子量物質の除去を目的としていたからである．その後，分子量 11,800 の β_2 ミクログロブリンや分子量1～3万の蛋白質やサイトカインなどの尿毒症物質の除去も目的に加わった．これに応じて透析膜は薄膜化・大孔径化が図られ，その透過性は大きく向上した．膜の素材としてはセルロースの代わりに生体適合性のよりよい合成高分子膜が主流となっている．現在，セルロース系素材ではセルローストリアセテート（CTA）膜が，また合成高分子素材ではポリスルホン（PS）膜，ポリエーテルスルホン（PES）膜が主流である．吸着性を重視した膜としては，サイトカインの高い吸着性によりICUにて広く知られているポリメチルメタクリレート（PMMA）膜に加えて，2014年には緻密（ハイドロゲル）構造を持ったAN69ST膜が登場し，注目が集まっている．

　CRRTにおいて限外濾過（ultrafiltration）と拡散（diffusion）を用いて血液浄化を行う医療器具（血液浄化器）を持続緩徐式血液濾過器（continuous hemofilter：CH，もしくは便宜的にヘモフィルタ）という．一般的に，循環動態が不安定な重症患者に対するCRRTに適したヘモフィルタとして求められる主な性能としては，

以下のとおりである[1].
① 透水性能と除去性能に優れていること
② 長時間の低血液量設定でも経時劣化や血液凝固を起こしにくいこと
③ 生体適合性が高いこと

　現在，一般的に使用されているヘモフィルタの構造は中空糸（hollow fiber）型と呼ばれているものが中心である（図1）．これは内径 200 〜 300 μm，厚さ 30 〜 50 μm の中空糸で構成されており，AN69ST 膜を除いてこの壁は多数の孔を有することで半透膜の性質を持ち合わせている．図2の電顕写真に示したとおり，内腔側が密で外側が疎な非対称構造となっていることがわかる．（物質除去の原理については Ⅳ-1.「CRRT の原理」を参照のこと，p.96 〜）．ICU に入室している患者は複数の臓器障害を伴っていることが多いため，CRRT の施行に際しては循環動態に変動をきたさないように配慮することが最も大切である．表1に国内で使用されているヘモフィルタを示す．当院では膜の lifetime などを重視して PS 膜を第一選択としている．

● 膜のサイズ

　循環動態が不安定な患者が治療対象となることが多いため，表1にあるヘモフィルタのなかから膜のサイズはなるべく患者に負担のかけない範囲でかつ十分な治療効果が期待できるものを選ぶ必要がある．当院では 1.0 m^2 の面積の膜を第一選択としている．膜面積が重要なのは，限外濾過圧と高流量時の拡散による物質除去に関連する可能性があるからである．

1. 限外濾過における影響

　限外濾過とは，透析膜のような半透膜の両側に圧力を加え，高圧側の溶液の一部が膜を通過して低圧側へ移動する現象をいう．実際には血液側に陽圧をかける，もしくは透析液側に陰圧をかけることによって行う．

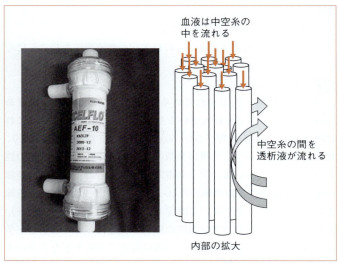

図 1-A ポリスルフォン（PS）膜（左）と内部構造（右）

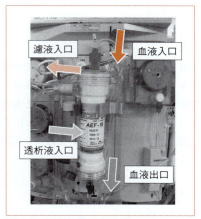

図 1-B 実際の組み立て図

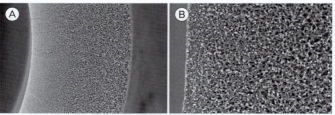

図2 エクセルフロー中空糸電顕写真（旭化成クラレメディカル社提供）
A：弱拡大，B：強拡大

【限外濾過量を規定する因子】
① 膜にかける圧力差（TMP）：高いほど限外濾過量 ↑
② 有効膜面積（A）：大きいほど限外濾過量 ↑
③ 濾過時間：長いほど限外濾過量 ↑

　限外濾過量（L）＝定数（L/m^2/h/mmHg）× TMP（mmHg）× A（m^2）× t（h）で計算され，一定の限外濾過量を得るためには，膜面積が大きいほど，膜にかける圧力差が小さくてすむ．

　逆に，大きな膜面積であるほど，同じ TMP でも，より多くの限外濾過量が得られる．たとえば，劇症肝炎における大量の補充液を使用した HDF や，横紋筋融解症におけるミオグロビン除去，高サイトカイン血症におけるサイトカイン除去など比較的大きな分子を除去する場合には，膜面積を大きくした方が有効な可能性がある．

2．拡散による物質除去への効果

　総括物質移動係数 Ko とヘモフィルタの有効膜面積（A）を掛けあわせた総括物質移動面積係数（KoA）はヘモフィルタの性能指標のひとつであり，単位は mL/min で表される．拡散によるクリアランスは Q_B，Q_D，KoA の3つの流量のうち最小のもので律速されている．一般的な血液濾過器では，尿素のような小分子溶質では KoA の値は 500 ～ 1,000 mL/min と大きく，一方，大分子溶質では KoA の値は 50 mL/min 以下と小さい値をもつことが知られ

表1 持続緩徐式血液濾過器（ヘモフィルタ）の製品一覧

	エクセルフロー	ヘモフィール SH	フロースター
膜素材	PS ポリスルホン	PS ポリスルホン	PES ポリエーテルスルホン
タイプ	AEF-03 AEF-07 AEF-10 AEF-13	SH-0.8　SHG-0.8 SH-1.0　SHG-1.0 SH-1.3　SHG-1.3	FS-04DP FS-08DP FS-11DP FS-15DP
膜面積 (m^2)	0.3　0.7　1.0　1	0.8　1.0　1.3　0.8　1.0	0.4　0.8　1.1　1.5
内径 (μm)	225	200	200
血液容量 (mL)	26　52　70　91	50　64　81　53　67	30　45　68　88
膜厚 (μm)	45	40	30
ウエット/ ドライ	ウエット	ウエット	ドライ
滅菌方法	γ線	γ線	EOG
限外ろ過性能（牛血 *in vitro*, mL/min）	Ht：30％　TP：6.5 g/dL TMP = 100 mmHg Q_B = 100 mL/min 20　35　43　50	Ht：30％　TP：6 g/dL TMP = 100 mmHg Q_B = 100 mL/min 37　40　43　41　43	Ht：32％　TP：6 g/dL TMP = 100 mmHg Q_B = 100 mL/min 27　36　39　44

ヘモフィルタの選択 | 33

UT フィルター	ヘモフィール CH	セプザイリス		
CTA セルローストリアセテート	PMMA ポリメチルメタクリレート	AN69ST メタリルスルホン酸/アクリロニトリル		
UT-300 UT-300S UT-500 UT-500S UT-700 UT-700S UT-1100 UT-1100S UT-1500 UT-2100	CH-0.3N CH-0.6N CH-1.0N CH-1.0SX	SepXiris-60 SepXiris-100 SepXiris-150		
0.3 0.5 0.7 1.1 1.5 2.1	0.3 0.6 1.0	0.6	1.0	1.5
200	240	200	240	
20 35 45 65 90 125	22 38 58	44	69	105
15	30	50		
ドライ	ウエット	ドライ		
γ線	γ線	EOG		
TP：6.5 g/dL TMP = 100 mmHg Q_B = 80 mL/min	Ht：30% TP：6 g/dL TMP = 100 mmHg Q_B = 100 mL/min	Ht：32% TP：6 g/dL Q_B = 100 mL/min		
22 23 27 34 42 59 25 26 31 42 ＊下段は S シリーズ	9 19 33	39	69	105

ている.したがって,一般的な CRRT の条件では,

> ① 小分子溶質の除去:$Q_D < Q_B < KoA$ →透析液流量(Q_D)にもっとも強く依存する.
> ② 大分子溶質の除去:$KoA < Q_D < Q_B$ →拡散による除去量を大きくするためには,KoA を大きくする.溶質透過性の高い膜(Ko が高い膜)を選択するか,有効膜面積(A)を大きくする.また,限外濾過を利用した HDF のほうが,拡散を利用した HD より除去効率が高い.
> ③ 間欠血液透析では $Q_B < Q_D$ になることが多く,溶質の除去には Q_B の処方が最も重要となる.CRRT では,$Q_D < Q_B$ のため,溶質の除去には Q_D が大きく関与している.

以上から,限外濾過量を大きく取る場合や大きな分子量の物質の除去を目的とする場合には,膜面積が大きい方が有利である.限外濾過量を大きくとるためには,血流量を大きく取る必要がある(血流量は限外濾過量の最低3倍は必要=限外濾過量は血流量の30%を超えない).膜面積の大きな膜では膜面積に比例して中空糸の本数が増えるため,私見ではあるが,膜面積の大きな膜を低い血流量で使用すると,中空糸内の流速が遅くなり凝固しやすい印象がある.

膜の材質

❶ ポリスルホン(PS)膜
【溶質除去能に優れた膜】[2]

PS はポリスルホン樹脂に親水性高分子であるポリビニルピロリドン(PVP)を加え,膜表面は緻密な層と外面の支持層からなる非対称構造を有している.現在市販されている,エクセルフロー AEF®,ヘモフィール SH® は PVP 含有量・分布・有無,膜構造の違いによって若干の差はあるものの比較的安定性に優れており,長時間の CRRT で性能を発揮することができる.

❷ ポリエーテルスルホン(PES)膜

パラフェニレン基とスルホン基がエーテル基により交互に結合

している．ポリスルホンに似た構造を取るがスルホン基の割合が多く親水性に優れる特徴をもつ．蛋白質の付着や血小板の活性が低い．ポリスルホンと同様に広域な溶質除去能を有する．

❸ セルローストリアセテート（CTA）膜

CTA はセルロースの水酸基をアセチル基に三つ置換したものであり，膜表面の蛋白の付着が少なく，血小板活性も少ないために高い抗血栓性を有する．またヘパリンおよびメシル酸ナファモスタットなどの抗凝固剤の吸着特性がない．少分子量の物質除去能が高く，溶質に対する吸着特性は認めない．

【吸着能に優れた膜】

❹ ポリメチルメタクリレート（PMMA）膜

PMMA は，アイソタクチック PMMA とシンジオタクチック PMMA を用いて親水化しており，内表面から外表面まで均一膜構造である．特徴として β_2-MG やサイトカインに対する吸着性を有しており，相乗的な物質除去効果が期待できる．セルロース系の膜に比べて白血球の一過性の減少や補体の活性化が少ない．経口径分布が異なる CH-SX は分子量の大きな物質の除去を目的としている．

❺ アクリロニトリル／メタリルスルホン酸ナトリウム（AN69）膜

AN69 膜は疎水性のアクリロニトリルと親水性のメタリルスルホン酸ナトリウムとの共重合体であり，水分含有率が非常に高い緻密（ハイドロゲル）構造を取っている．膜のバルク層の陰性荷電により，サイトカインをイオン結合で吸着する．AN69ST 膜ではさらにポリエチレンイミンが内表面にグラフト処理されており，プライミング時にはヘパリン付加生理食塩水（5,000 IU/L）を使用することで膜表面のみを中性荷電とし，生体適合性の向上に寄与する．

使用時，使用後の注意

回路内の圧力を監視し，最高使用 TMP は 66.7 kPa（500 mmHg）以下で使用すること．これ以上の圧力が加わると，中空糸自体の破損，溶血のリスクが増加する危険がある．目詰まりや回路内の凝固

表2 血液濾過膜によるおもな生理学的反応[3]

対象	影響
補体系	Alternate pathway の活性化 C3a, C5a の産生
凝固系	第Ⅶ因子活性化
血小板	血小板活性化,血小板減少症
赤血球	溶血(まれ)
好中球	白血球減少症

は急速に進行して返血不能に陥ることがしばしばある.ヘモフィルタの入口側や血液回路の動静脈チャンバーには血栓が形成されやすく,まだら調に変化する.たとえ各種モニターが正常でも突然閉塞することもあるので,施行中は常に自分の目で膜や回路に気をつかうことが重要である.血液を扱うものなので,使用後は産業廃棄物等取締法及び医療廃棄物処理ガイドライン等に従い,十分な処置を講じた後,一般廃棄物と区別し処理すること.

そのほか考慮するべき点

ICU での AKI の患者の転帰におけるヘモフィルタの効果については Modi らの review[3] などがある.表2のような生理学的な反応が知られているが,低い生体適合性は活性化炎症カスケードを潜在的に悪化させうる[4].もっとも,生体適合性の高い合成高分子膜が主体となった現在では膜材質の選択が大きな問題となることはほとんどなくなってきている.

文 献
1) 塚本 功,山下芳久:臨床透析,**23**(7):815-819, 2007.
2) 渡邊恭通,野入英世:急性腎不全・AKI 診療 Q&A.中外医学社,東京,2012, pp.168-170.
3) Modi, G. K. et al.:*Semin Dial.*, **14**:318-321, 2001.
4) Ronco, C. et al.:Critical Care Nephrology 2nd Edition, 2009.

(片桐大輔)

3 バスキュラーアクセス

● **POINTS**
◎バスキュラーアクセスの種類とその特徴を踏まえ,治療内容と患者の状態からアクセスを選択する.
◎挿入・メンテナンス時トラブルや合併症を念頭におき,管理をする.

CRRTにおける既存バスキュラーアクセスの位置づけ

間欠的腎代替療法(IRRT)では,すでにバスキュラーアクセス(内シャント・人工血管・動脈表在化)を有している場合は,それらを利用してかまわない.しかし,持続血液濾過透析(CHDF)・持続血液濾過(CHF)・持続血液透析(CHD)などのCRRTにおいては,長時間にわたる治療であること,またこれらの治療を必要とする病態上,血圧変動によるアクセスの閉塞や血流量不安定などが起こりやすく,意識レベル障害や意識障害をきたしていない症例であっても夜間における自発的体動や看護上必要な他動的体位交換によって,穿刺針の抜去や関節の屈曲,拘束帯による圧迫など不利な状況が多々存在する.このためはじめからカテーテル留置によるバスキュラーアクセス確保を推奨する.

カテーテルの種類

いくつもの種類が出ており,それぞれ構造に工夫がされており,選択の幅が非常に広い(表1).以下にその特徴を示す.

【基本構造】

シングル/ダブル/トリプル/クワッドルーメン:CRRTにおいては全身管理のため,トリプルルーメン〔(最近ではクワッドルーメンカテーテルも(UNITICA社)〕を検討すべきである.

エンドホール型:返血ルーメンが先端孔となり,脱血側の先端が

表1 カテーテルの種類

社名	製品名	基本構造
Covidien	Gentle Cath™ ブラッドアクセスカテーテル	血管内で軟化
Covidien	Argyle™ ブラッド アクセス カテーテル	エンドホール
Covidien	Slide Accesse™ ブラッド アクセス カテーテル	スライドにるよ開閉機能で血栓予防
Covidien	Argyle™ ブラッド アクセス LCV-UK カテーテルキット	ダブルアクシャル型
		コアクシャル型
		シングルルーメン
		トリプルルーメン
Covidien	MAHURKAR™ ブラッド アクセス カテーテル	スタンダード型
UNITIKA	ブラッドアクセス UK / UkⅡ（シングルルーメンタイプ）	スタンダード型
UNITIKA	ツインエンド（エンドホール型）	エンドホール型
UNITIKA	ダブルルーメン（コアクシャル型）	コアクシャル型
UNITIKA	ダブルルーメン（ダブルアクシャル型）	ダブルアクシャル型
GAMBRO	GamCath® ドルフィン double / High Flow	エンドホール型/スタンダード型
GAMBRO	GamCath® single/ triple lumen	スタンダードタイプ
GAMBRO	GamCath® High Flow	エンドホール型
GAMBRO	GamCath® double lumen	スタンダード型
GAMBRO	GamCath® pediatric catheter	コアクシャル型/スタンダード型
メディコン	バスキャスカテーテル「フレキシコン / フレキシコンⅡ / フレキシコンⅡPC」	脱血孔と送血孔（同サイド）
メディコン	バスキャスカテーテル「フレキシコンⅡ / フレキシコンⅡPC」	360度脱血孔
メディコン	バスキャスカテーテル「ナイアガラ / ナイアガラスリム」	エンドホール型
Teleflex	アローブラッドアクセスカテーテル	スタンダード型

*カテーテルを使用しない間に別売のオブチュレータを挿入することで，抗血

シングル	トリプル	クワッド	小児用	抗凝固コーティング	へばり付き予防機構	オブチュレータオプション*
	選択可			選択可		
	選択可		選択可			
				○		
				○		○
○				○		
	○			○		
○				○		○
	選択可	選択可		○	選択可	○
				○		○
				○		○
				SMA 表面加工		
選択可	選択可					
			○			
					○	
					○	
	選択可					

*栓性，無ヘパリンでの管理が可能．

段差状となるエンドホール型の形状．返血および脱血孔は基本的に先端1孔構造であるため，側孔から徐々に血栓ができるということがなく開存率向上と抗血栓性に優れる．今現在もっとも普及しているタイプである．

エンドホールーサイドホール中間型：脱血側の段差を円錐状にしてサイドからエンドホール様孔に脱血する構造．正確にはエンドホールとはいい難いが，挿入時に抵抗が少なく挿入しやすくなっている．

コアクシャル型：アウターカテーテルの内腔に着脱式のインナーカテーテルを挿入したタイプ．使用ごとにインナーカテーテルの入れ替えが必要となるが，オブチュレーターの挿入により血液の流入を防げるため不使用時に抗凝固剤の充填の必要がない．1週間カテーテルを使用しないときにでも，抗凝固剤の再充填の必要もなくカテーテル維持が可能．

スライド式コアクシャル型：治療ごとに交換するというハイコストを抑えるため，スライド式で血管腔を物理的に遮断することで血液の流入を防ぐ型．インナーカテーテルを入れ替えるわけでないので，残存血液成分も存在し，血液の遮断は完全ではない．

コーティングの有無：ウロキナーゼなどの抗凝固剤のコーティングの有無のことであり，抗血栓性の性能に影響を与える．

血管壁へばりつき予防構造の有無：従来型やエンドホール型の一部のカテーテルでは，送血部に脱血孔と同方向に送血孔を配置することで噴射による慣性でへばりつきを予防している．コアクシャル型の一部の型では，全周性に多孔を配置してへばりつきによる脱血不良を予防する構造のものもある（UNITICA社／BGAMBRO社）．

挿入箇所

第一選択：大腿静脈
第二選択：内頸静脈

大腿静脈に関しては，基本的に左右どちらを使用してもよいが，まれに左側挿入時，大動脈を超えづらいときがある．その場合，カ

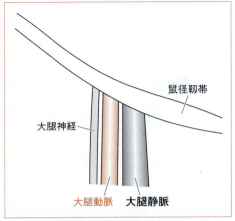

図 1-A　挿入部位（右大腿部）の解剖

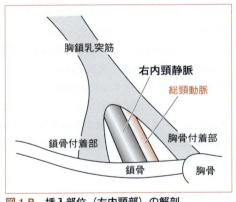

図 1-B　挿入部位（右内頸部）の解剖

テーテル挿入時に体位を少し側臥位ぎみにして進めるなどの工夫で対処が可能である．挿入箇所は，鼠径靱帯の 1〜2 cm 尾側で，大腿動脈から 1 cm 程度離す（図 1-A）．

　内頸静脈は，穿刺を失敗して動脈壁を傷つけた場合，播種性血管

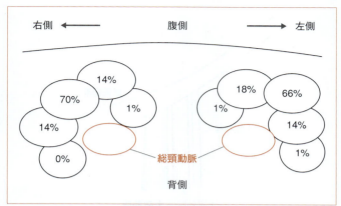

図 2 輪状軟骨レベルにおける総頸動脈と内頸静脈の位置関係
(文献1より)

内凝固誘発や出血が時として生命にかかわる状態となりうる．また，Swan-Ganz カテーテルなどの循環モニターカテーテルのルートとなることが多く，気管切開部位に近くカテーテル挿入箇所を清潔に保ちづらくなる場合もあるため第一選択とは言えない．

また非透析用中心静脈カテーテルの大規模スタディー[2]では，大腿静脈に比較した際に有意性は証明できていない．なお透析用カテーテルの検討でも，エビデンスが分かれること[3-5]を追記しておく．しかし，内頸静脈は透析用カテーテルとして一応ガイドライン[6]で推奨されている部位である（図 1-B）．

挿入時トラブル

出血・血腫・誤穿刺：意識消失下，血小板減少下などで挿入手技が行われることもあり，通常時より誤穿刺・出血・動脈穿刺に留意する．図 2 に示すように血管走行に個人差が存在することを念頭に入れ，エコーガイド下に穿刺を行うことが推奨される．とくに内頸静脈穿刺時は総頸動脈血腫による気管圧迫や，大腿静脈穿刺時は，後腹膜出血など致死的になる合併症があることを認識しておく必要

がある．

迷　入：ときとしてカテーテル先端が思わぬ部位に迷入することがある．大腿静脈の場合には肝静脈や対側の大腿静脈に迷入することが多い．穿刺後はかならずX線写真で位置を確認するべきである．鎖骨下静脈の場合は，内頸静脈に迷入し頭側に位置したり対側の鎖骨下静脈へと迷入するケースもある．内頸静脈から挿入する場合にはガイドワイヤーでの心室の刺激による不整脈の誘発に注意する．あまり深くガイドワイヤーを入れないこと，心電図モニター下に挿入術を行う．

空気塞栓：キャップをせずに他の処理を行っている間に起こりえる．また，シュアプラグなどの閉鎖回路の取扱い（不完全な固定・オス側を留置したまま放置など）を間違うと空気塞栓を起こしうる．管理上，もともと意識レベルが低い場合も多いので，症状の変化がわかりにくいため，注意が必要である．同様に抜去後に皮膚の瘻孔から空気の混入があるため，抜去は臥位で行い，空気を通さないシール材で抜去部を保護する．

メンテナンストラブル

脱血不良：血栓や脱血側のポートが血管壁に密着することが原因であり，側孔式のカテーテルで起こりやすい．回旋可能であるならば回旋させるか，すこし引き出して逆血を確認する．効率は低下するが，逆接続で治療を再開する．この際，血流量を抑えれば再循環率は低下する．最終的には脱血不良を起こしにくいエンドホール式カテーテルに入れ替える選択肢がある．

血　栓：病態上血栓傾向であったり，回路内血流速度がIRRTに比較しCRRTは低回転であるため，回路の凝固による交換の頻度が高い印象である．回路交換時にはカテーテル内凝固を予防すべく，短い時間ならヘパリン加生理食塩水で洗浄し，長い時間ならヘパリン原液置換を行うべきである．カテーテル内血栓症にはウロキナーゼやヘパリンコーティングなどを施したカテーテルを使用すれば，ある程度は予防可能である．文献的には2週間以内に交換すること

が推奨されている[7-15].

カテーテル感染：挿入時はmaximal precautionで対応し，カテーテル解放時はマスク・清潔手袋・帽子を着用する．また，閉鎖回路を利用すると感染のリスクが軽減される．カテーテルからの採血や，IVHルートとして使用することは閉塞や感染のリスクを上昇させるためカテーテルは血液浄化目的にのみ使用すべきである[16]．抗生剤含有軟膏や殺菌薬を固着しているカテーテル固定具（塩酸クロールヘキチジン固着 - 固定具：ユニチカ社）[17]が，局所の感染リスクを減少させる．CRRTを必要とする急性期の患者では，発熱や生化学検査からはカテーテル感染を予測するのが難しい場合もあるが，たえず挿入部の観察を怠ってはいけない．感染を疑わせる所見を認めた場合，カテーテル抜去を検討すべきである．

文献

1) Dickson, C. S. et al.：*Surgical Rounds,* **19**：102-107, 1996.
2) Ge, X. et al.：Cochrane Database Syst Rev., 2012.
3) Kairaitis, LK. et al.：*Nephrol Dial Transplant.,* **14**（7）：1710-1714, 1999.
4) Oliver, MJ. et al.：*Kidney Int.,* **58**（6）：2543-2545, 2000.
5) Parienti, JJ. et al.：Members of the Cathedia Study Group：*JAMA,* **299**（20）：2413-2422, 2008.
6) Foundation NK.：NKF-K/DOQI Clinical practice guidelines for vascular access：update 2006.
7) Gulati, S. et al.：*Ren Fail.,* **25**：967-973, 2003.
8) Fan, PY., Schwab, SJ.：*J Am Soc Nephrol.,* **3**：1-11, 1992.
9) Fan, PY.：*Adv Ren Replace Ther.,* **1**：90-98, 1994.
10) Bander, SJ., Schwab SJ.：*Semin Dial.,* **5**：121-128, 1992.
11) Butterly, DW., Schwab SJ：*Curr Opin Nephrol Hypertens.,* **9**：631-635, 2000.
12) Dahlberg, PJ. et al.：*Am J Kidney Dis.,* **7**：421-427, 1986.
13) Weijmer, MC. et al.：*Nephrol Dial Transplant.,* **19**：670-677, 2004.
14) Kim, SH. et al.：*Kidney Int.,* **69**（1）：161-164, 2006.
15) Ponikvar, R., Buturović-Ponikvar, J.：*Apher Dial.* **9**（3）：250-253, 2005.
16) 国立大学医学部附属病院感染対策協議会病院感染対策ガイドライン（第2版）．5-2) カテーテル関連血流対策，p16.
17) 海掘昌樹・他：日本静脈・経腸栄養研究会誌，**10**：21-24, 1995.

（岡本好司）

/ memo

> **サイドメモ** **カテーテル開発の経緯から思うこと**
>
> カテーテルといっても心臓カテーテルのお話を一つ.
>
> 医師であるヴェルナー・テオドル・オットー・フォルスマンは,人間の心臓にはじめてカテーテルを通した人物として知られている.1929年,医学書に載っていた馬の実験にヒントを得て,尿道用カテーテルを自分の腕の血管から挿入して右心房に通した.その後,歩いてX線写真を撮影に行き,心臓にカテーテルが入っていることを確認したと言われている.しかし,この一件で病院を解雇されてしまう.
>
> そして,時代は第二次世界大戦となりヴェルナーも軍医として徴兵され,歴史的な実験は埋もれていった.それから25年後,52歳になったヴェルナーのもとに思いもよらない知らせが届く.それは,ノーベル医学・生理学賞の受賞を知らせる手紙であった.実は,ヴェルナーの実験は,患者に心臓カテーテルを使用し有効であることを証明したクールナン博士とリチャーズ博士に感銘を与えていたのである.体のなかに人工物を入れることへの抵抗があった時代に非常に勇敢な行動として.
>
> 現在,われわれ医療従事者にとって当たり前のこととなっているが,患者にとって体の中にはじめて人工物を入れることは,かの時代と同じく非常に衝撃的なことであろう.そうした状況を鑑み,われわれの認識として当たり前だとしても,説明をしっかりと行い患者の不安を軽減する努力が必要なことは言うまでもない.

4 抗凝固剤の選択とモニタリング

● **POINTS**
◎CRRTで用いられる代表的な抗凝固剤(メシル酸ナファモスタット,低分子ヘパリン,未分画ヘパリン,アルガトロバン,クエン酸)には,それぞれ長所と短所があり,必要なモニタリング方法が異なる.
◎CRRTに用いる抗凝固剤の種類と投与量は,出血性合併症の有無,回路寿命と費用とのバランスを検討して決定する.
◎わが国におけるCRRTでの抗凝固剤の第一選択はメシル酸ナファモスタットである.
〔国際的なガイドラインであるKDIGO(Kidney Disease : Improving Global Outcomes)ではクエン酸を推奨している〕.
◎CRRTにおける抗凝固剤の副作用は出血性合併症で検討される.(間歇的なRRTに比べて出血性合併症の危険性が高く,生体内での蓄積に留意が必要となる).

CRRTを安全・円滑に実施するためには,各種の抗凝固剤のなかから,疾患と治療法に適したものを選択する必要がある.本項ではCRRTに用いられる抗凝固剤の種類,特徴と使い分け,投与方法とモニタリング方法,使用上の注意点などについて解説する.

抗凝固剤の必要性

CRRTは体外循環を用いるため,抗凝固剤の使用が原則的に必須となる.CRRTの適応患者は出血性合併症や出血傾向を有することが多いため,出血の助長が最低限になるように抗凝固剤の選択を行う.一般的に抗凝固剤の効果は回路寿命で検討され,抗凝固剤の副作用は出血性合併症で検討される.CRRTであるにもかかわらず,downtime(CRRTが中断している時間)が8〜28%あり,

その原因の 74 ％が回路凝血によるとの報告があり[1]，また，CRRT の 1 日の治療時間は 16.1 時間であったとの報告もある[2]．これは CRRT という治療でありながらじつは一部は間歇的治療となっており，downtime によって，処方より少ない透析量になっている可能性を意味する．CRRT をより確実な治療とするためには，回路凝血を最低限に抑えて，downtime を少なくする必要がある．

CRRT で用いられる抗凝固剤の種類と特徴

　CRRT で用いられる抗凝固剤には，ナファモスタットメシル酸塩（Nafamostat Mesilate：NM），低分子ヘパリン（Low Molecular Weight Heparin：LMWH），未分画ヘパリン（Unfractionated Heparin：UFH），クエン酸（Sodium Citrate），アルガトロバンなどがある．国際的にはヘパリンやクエン酸が主流であるが，本邦ではナファモスタットメシル酸塩が第一選択となっている．各種抗凝固剤の作用機序と特徴を表1に示す．

【抗凝固剤のモニタリング】

　CRRT を安全かつ円滑に行うためには，適切に凝固時間のモニタリングを行う必要がある．凝固時間の測定方法には，①活性化凝固時間（ACT：activated clotting time），② Xa 活性化凝固時間（XaCT），③活性化部分トロンボプラスチン時間（aPTT），④全血凝固時間（Lee-White）などがある．実際の臨床では，③の aPTT ともに測定時間が短く，遠心分離が不要などの簡便さから①の ACT 法が多く用いられている．ACT 法はカオリンやセライトを凝固促進物質として用手法でも測定可能であるが，近年ヘモクロンやアクテスターなどの自動測定装置が普及しており，測定者による誤差の少ない測定が可能になった．各種抗凝固剤の投与量と目標値，モニタリング方法を表2に示す．

1. ナファモスタットメシル酸塩（Nafamostat Mesilate：NM）

　本邦における CRRT 治療で最も多く使用されている抗凝固剤．

表1　各種抗凝固剤の作用機序と特徴

薬剤名	作用機序	特徴
ナファモスタットメシル酸塩（Nafamostat Mesilate：NM）	凝固因子の多段階抑制，血小板凝集抑制．	本邦でのCRRT抗凝固剤として第一選択．半減期が8分と短く，血液回路内のみの抗凝固が期待できる．
低分子ヘパリン（Low Molecular Weight Heparin：LMWH）	主に抗Xa作用	出血助長作用は軽度．HIT発症の危険性が少ない．脂質代謝異常，血小板白血球活性化の頻度が少ない．
未分画ヘパリン（Unfractionated Heparin：UFH）	抗トロンビン作用	安価で，本邦以外ではもっとも多く使用されている．
クエン酸ナトリウム（Sodium Citrate）	Caキレート作用	肝臓で分解処理されるので，局所の抗凝固作用が期待できる．本法以外では使用頻度が高い．
アルガトロバン水和物（Argatroban Hydrate）	選択的抗トロンビン作用	出血助長作用あり，出血性病変には使えない．低AT-Ⅲ活性でも有効．HIT症例に使用可能．

　セリンプロテアーゼ阻害薬として作用．分子量は約540で半減期は約8分と短い．コストの高さが問題となっていたが，現在多くのジェネリック製品が入手可能で，安価なものでは先発品の約1/6の価格で使用できる．

　当初，膵酵素抑制作用から急性膵炎の治療薬として開発されたが，酵素抑制作用が血小板や凝固系酵素に対しても有効であることから，体外循環に使用されるようになった．局所の抗凝固が可能，体内での蓄積性が少ない，aPTTが延長しているにもかかわらず出血性合併症が少ないなどの利点から，本邦におけるCRRT抗凝固剤の第1選択薬として広く使用されている．（NMは本邦以外では韓国のみの販売となっており，海外では使いたくても使えない事情がある）．ただし，通常の血液透析とは異なり，CRRTでは除去効率が低く体内にNMが注入され出血を助長する可能性があることには注意する必要がある（Ⅲ-3.「合併症：出血」参照，p.82～）．

表2 各種抗凝固剤の投与量と目標値,モニタリング方法

薬剤名	投与量と目標値	モニタリング方法
ナファモスタットメシル酸塩（Nafamostat Mesilate：NM）	5%ブドウ糖液で溶解したNMを0.1〜0.5 mg/kg/hrで透析膜の前から持続注入する.投与量は回路内のaPTTが正常値の2倍となるよう調節する.	aPTT ACT
低分子ヘパリン（Low Molecular Weight Heparin：LMWH）	5〜10 IU/kg/hrで開始.（本邦では一般的ではないが）抗Xa活性で0.25〜0.35 IU/mLとなるように投与量を調整する方法が推奨されている.	抗Xa活性
未分画ヘパリン（Unfractionated Heparin：UFH）	aPTTで治療前値の1.4倍以下,aPTT 45秒以下程度を目標とする.UFHの少量投与におけるACTモニタリングの信頼度は低いため参考値として参照するにとどめる.	aPTT ACT
クエン酸ナトリウム（Sodium Citrate）	回路内クエン酸濃度3〜5 mmol/Lで開始.回路内のイオン化カルシウム濃度が0.25〜0.35 mmol/Lとなるように調整する.aPTT45〜65秒程度.	aPTT
アルガトロバン水和物（Argatroban Hydrate）	HITによる血小板減少があるものの,無抗凝固では回路が維持できない時は,0.5 μg/kg/min程度の低用量から開始.aPTTが1〜1.4倍となるように投与量の調整を行う.さらに,回路寿命が維持できればaPTTの目標値を下げるなどの注意が必要となる.また,血小板数が10万/μL以上ある時は0.5〜2 μg/kg/minの投与量が推奨されている.	aPTT ACT

❶ 投与方法とモニタリング

　5%ブドウ糖液で溶解したNMを0.1〜0.5 mg/kg/hrで透析膜の前から持続注入する.投与量は回路内のaPTTが正常値の2倍となるよう調節する.また,過凝固状態でNMを60 mg/hr以上使用しても回路寿命が得られない場合,当院では低分子ヘパリンを1〜2 U/kg/hr程度併用している.

❷ 使用上の注意点

アナフィラキシー，高カリウム血症，顆粒球減少症の報告がある．

2. 未分画ヘパリン (Unfractionated Heparin：UFH)

CRRT の抗凝固剤として，本邦ではあまり使用されていないが，世界的に見るともっとも多く使用されている抗凝固剤で，主にブタの腸粘膜やウシの肺などから抽出される．基本構造はグルコサミン，ウロン酸からなる多糖類（硫酸ムコ多糖類）からなる．分子量は 5,000 から 30,000 と幅広い．血漿中の antithrombin-Ⅲ（AT-Ⅲ）を co-factor として強力な抗トロンビン作用を発揮する．肝臓および腎臓で代謝され，半減期は 60 ～ 90 分程度である．

❶ 投与方法とモニタリング

投与は透析膜前から持続注入，モニタリングは aPTT および，ACT を用いる．注意点として aPTT は抗Ⅱa 作用の影響を受けるが，抗 Xa 作用の影響を受けにくい．UFH の抗Ⅱa 作用は抗 Xa 作用と比較してすみやかに消失するため，抗 Xa 作用が残っていても aPTT が正常範囲である場合がある．この時 UFH を増量すると出血を助長させる可能性があるため注意が必要である．ACT はベッドサイドで簡便に測定できる利点をもつが，UFH の少量投与における ACT モニタリングの信頼度は低いため参考値として参照するにとどめる．UFH の投与量は患者の凝固能によって調節するが，一般的に，aPTT で治療前値の 1.4 倍以下，aPTT45 秒以下が推奨される．

❷ 使用上の注意点

①出血性合併症を有する症例，周術期の患者では出血リスクが増大する．過去にプロタミンを用いてヘパリンを中和する局所ヘパリン法も行われてきたが，プロタミンの投与はヒスタミンの産生を起こし，血小板障害，血圧低下，肺血圧上昇などのリスクを発生させ，さらにヘパリン・プロタミン複合体が数時間後に離開してヘパリン作用が発現するリバウンド現象による出血などの問題があるため推奨されない．

②ヘパリン起因性血小板減少症（HIT：heparin induced thrombocytopenia）の発現．血栓症，回路内血液凝固の出現や血小板減少がみられたらHITの存在を疑い，ヘパリンを中止し他の抗凝固剤（アルガトロバンなど）に変更する．抗ヘパリン・PF4複合体抗体の測定も診断上有用である．

③AT-Ⅲ欠乏症では効果が不十分となるため，他の抗凝固剤（アルガトロバン，あるいはメシル酸ナファモスタット）を使用する．

④リポ蛋白リパーゼを介した脂肪分解作用があり，中性脂肪（TG）・遊離脂肪酸（FFA）が上昇することがある．その他，骨脱灰作用・血小板活性化亢進などが起こることがある．

3. 低分子ヘパリン（Low Molecular Weight Heparin：LMWH）

未分画ヘパリンを分画して得られた分子量4,000〜6,000の製剤．未分画ヘパリンがAT-Ⅲと結合．抗トロンビン作用を中心として，比較的幅広く抗凝固作用を発揮するのに対して，低分子ヘパリンは主として抗Xa活性作用に起因して抗凝固作用を発現する．低分子ヘパリンは未分画ヘパリンに比べて，①抗トロンビン作用が弱く，体外循環路の抗凝固作用を保ちながらも凝固時間の延長は軽度であるため，軽度の出血傾向がある患者でも使用できる．②投与量に比例した抗凝固作用が得られる．③ヘパリン起因性血小板減少症（HIT）の危険が少ない．④脂質代謝異常を起こしにくい．⑤血小板白血球活性化作用が弱いなどの利点をもつ．半減期は120〜180分と長い．

❶ 投与法とモニタリング

投与は透析膜前から持続注入．（LMWHの抗Xa活性は透析膜後でも安定している）出血性合併症の危険を避けるため5〜10IU/kg/hrで開始する．LMWHはATⅢと結合し，主にXa活性抑制作用による抗凝固作用なので，モニタリングとしてAPTT法やACT法が使用できない．理想的には抗Xa活性を測定するが，抗Xa活性の測定は本邦では一般的ではなく，目標値も現在のところ

決まってはいないが，0.25〜0.35IU/mLとなるように投与量を調整する方法が推奨されている．近年，Xaを凝固促進物質としたXa活性化凝固時間（XCT）が抗Xa活性と高い相関を示すことが明らかにされ，Xa活性化凝固時間（XCT）のモニタリング使用についての検討が行われており，血漿中抗Xa活性測定キット（テストチームヘパリンS，第一科学薬品）も開発されている．

❷ 使用上の注意点

モニタリング方法が簡便ではなく，使用量が10 IU/kg/hrを超えると出血性合併症を起こしやすく注意が必要である．

4. クエン酸（Sodium Citrate）

CRRTの抗凝固剤として本邦以外ではよく用いられる．Caのキレート作用により抗凝固作用を発揮，体内では肝臓で分解処理されるので，局所の抗凝固作用が期待できる．輸血用保存血液に使用されるACD（acid citrate dextrose）液や凝固系検査の試験管内に用いられるクエン酸ナトリウムがある．

❶ 投与方法とモニタリング

投与は透析膜前から持続注入．回路内のクエン酸濃度3〜5 mmol/Lで開始．回路内のイオン化カルシウム濃度が0.25〜0.35 mmol/Lとなるように調整する．

❷ 使用上の注意点

肝機能障害をもつ患者ではクエン酸の体内蓄積による低カルシウム血症の発現．高濃度投与では，高ナトリウム血症を伴う代謝性アルカローシスの発現に注意を要する．

5. アルガトロバン水和物（Argatroban Hydrate）

わが国で開発されたAT-Ⅲを介さない抗凝固剤．選択的にトロンビンの作用を阻害，フィブリン形成阻害，血小板凝集抑制，血管収縮抑制作用をもつ．血小板活性化作用が弱く，ヘパリン-血小板第4因子（PF-4）複合抗体を活性化させないため，ヘパリン起因性血小板減少症（HIT）を併発した患者でも，安定した抗凝固作用

が発揮される．分子量は527と小さいが，急速にトロンビンと結合するため，体外循環ではほとんど除去されない．抗凝固剤としては高価で，保険適応は以下の2つに限られる．①先天あるいは後天性にアンチトロンビンⅢ低下を伴う場合（ATⅢ 70%以下），②ヘパリン起因性血小板減少症，HIT（「サイドメモ」参照）Ⅱ型を発症した場合．

❶ 投与方法とモニタリング

アルガトロバンをCRRTの抗凝固剤として検討した症例は少なく，明確な使用方法は確立されていない．HITによる血小板減少時は抗凝固剤なしのCRRTでも，回路寿命を維持できるとする報告もあり，はじめは抗凝固剤なしでのCRRTを検討し，回路寿命が短時間で終わってしまうようなら，0.5μg/kg/min程度の低用量

サイドメモ　ヘパリン起因性血小板減少症
（heparin-induced thrombocytopenia：HIT）

出血に次ぐヘパリンの副作用として知られる．ヘパリン起因性血小板減少症（heparin-induced thrombocytopenia）には以下の2つの型が知られている．

Type Ⅰ：ヘパリン使用2～3日後に，軽度の血小板減少が発生するが，ヘパリンの減量や投与中止で血小板数が回復するもので重症化することは少ない．

Type Ⅱ：ヘパリン投与5～10日後に著明な血小板減少を起こし，ときには重篤な動脈閉塞・静脈閉塞を併発するもので，投与されたヘパリンと血小板第Ⅳ因子（PF4）複合体に対する自己抗体（HIT抗体）が血小板に結合，活性化し，血小板減少と血栓形成を引き起こす．免疫学的機序が原因であり，ヘパリン使用量が少量でも発症する．HIT抗体の検出法には，①ヘパリン惹起血小板凝集能の測定，②ELISA法（最近，測定キットが販売されている）などがある．

HIT症例では，バスキュラーアクセスに使用するダブルルーメンカテーテルに対してもヘパリンロックが使えない．当院では，HIT合併症例に対してヘパリンの替わりにアルガトロバン1～5mgを100mLの生食に溶解し使用している．

から開始し，aPTT が 1 〜 1.4 倍となるように投与量の調整を行う．さらに低用量で回路寿命が維持できれば aPTT の目標値を下げて，投与量の減量を試みるべきである．また，血小板数が 10 万 / μL 以上ある時は 0.5 〜 2 μg/kg/min の投与量が推奨されている．モニタリングには aPTT を用いるが，ベッドサイドでは ACT が簡便に測定できる．

❷ 使用上の注意点

半減期が 30 分 〜 50 分と比較的長く，選択的抗トロンビン作用が強いので，出血性病変を有する症例には適さない．主に肝臓で代謝されるため，肝機能障害時には低用量（0.2 μg/kg/ 分）から投与を開始する．プロタミンは無効で拮抗薬はない．

まとめ

CRRT は長時間行われる治療であり，治療の継続には回路の維持が不可欠の条件となる．腎不全を呈した重症患者は，しばしば過

表3 各抗凝固剤の分子量，半減期，コスト，注意点

	分子量	半減期	コスト	注意点
UFH	5,000 〜 30,000	60 〜 90min	安価	出血増悪，AT-Ⅲ欠乏症での効果弱，HIT の発現，脂質代謝異常，骨粗鬆症増悪．
LMWH	4,000 〜 6,000	120 〜 180min	中	使用量が 10 IU/kg/hr を超えると出血性合併症発現の可能性あり．モニタリングが簡便ではない．
NM	540	8min	高額	アナフィラキシー，高カリウム血症，顆粒球減少症．
アルガトロバン	527	30 〜 50min	高額	出血増悪，肝機能障害時は減量する．
クエン酸 Na	294	—	安価	肝不全には使用不可，低 Ca 血症，高 Na 血症，代謝性アルカローシス．

凝固状態となっており，回路凝固のリスクが大きい．回路凝固は透析効率を低下させ，CRRTのコストを増加させる．また回路凝固の発生は抗凝固剤の効果のほかに，①患者側の要因（血小板数，凝固活性，AT活性，血液製剤投与），②CRRT設定（血液流量，濾過流量，前希釈か後希釈か，CHDFかCHFかCHDか），③バスキュラーアクセスの状態（脱血不良，返血圧）などによっても大きく影響を受ける．本項で取り上げた抗凝固剤にはそれぞれ利点・欠点，適したモニタリング方法があることを考慮して抗凝固剤を選択し，また出血性合併症に十分注意しながら投与量の調節を行う必要がある．CRRTに使用される抗凝固剤の選択，投与量についての定説はなく，治療対象である患者の疾患・合併症・併用薬などを考慮のうえ，薬剤の種類と投与量を決定する必要がある．また，いずれの場合でも適切な方法で測定された凝固時間，回路寿命，回路内残血などを勘案した投与量の増減が必要である．各抗凝固剤の分子量，半減期，コスト，注意点を表3に示す．

文 献

1) Vesconi, S. et al.：*Crit Care*, **13**：R57, 2010.
2) Mehta, RL. et al.：*Kidney Int.*, **60**：1154-1163, 2001.
3) 江木盛時：特集 CRRT，抗凝固剤，その使い方とエビデンス．INTENSIVIST, **2**（2）：297-305, 2010.
4) 伊丹儀友・他：臨牀透析，**126**（10）：77-84, 2010.
5) 小向大輔・他：腎と透析 2008, vol.65 増刊号．血液浄化療法2009（北岡建樹監修）．東京医学社，2008，pp.95-101.
6) 篠崎正博，秋澤忠男：急性血液浄化法マニュアル．南江堂，2010，pp.43-47.
7) 寺岡 慧：抗凝固薬の適正な使い方．医歯薬出版，2000，pp.261-275.

（虎戸寿浩）

memo

5 CRRT装置に表示される数値

● POINTS
◎CRRTを効率よく安全に施行するうえで表示されている各種数値の理解は重要である.
◎CRRT装置に表示されている数値は各種測定値と各種ポンプ流量の設定値に分けられる.

● 各種測定値の概要 (図1)

CRRTの回路内は血液・透析液・補液の3種類の液体が流れている. 流れがせき止められる（抵抗が増加する）とその上流の圧力は上昇する. 一方，同じ抵抗があったとしても流れが止まるとその上流の圧力は低下する（図2）.

❶ 動脈圧（入口圧）
・動脈チャンバ内の圧力.
・動脈チャンバ内，血液濾過器の一次側（血液側），静脈チャンバ内，バスキュラーアクセスの状態を反映する.

❷ 静脈圧（返血圧）
・静脈チャンバの圧力.
・静脈チャンバ内の状態，バスキュラーアクセスの状態を反映している.

❸ 濾過圧
・血液濾過器の濾液側の圧力
・限外濾過量，中空糸内の凝固の有無，静脈圧に影響を受ける.

❹ TMP (Trans-Membrane Pressure；膜間圧力差)
・血液濾過器の一次側（血液側）と二次側（濾液・透析液側）との間の圧力の差.
・限外濾過量，中空糸内の凝固の有無（有効膜面積）に影響を受ける.

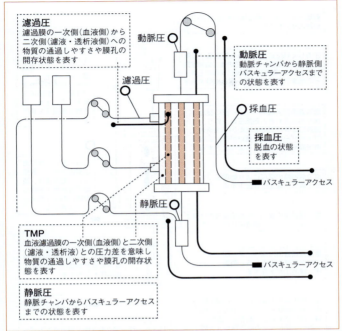

図1 各圧力の測定部位と測定値に状態が反映される部位
●━━●：測定値に状態が反映される部位を表す

- 実際には，動脈圧，静脈圧，濾過圧から計算された値である．

  TMP ＝（動脈圧＋静脈圧）/ 2 － 濾過圧

❺ 液系（透析液，濾液，補液）測定値

- 各液量を測定し，その結果より各ポンプ流量を制御する機構が装置に備わっている．
- 重量を測定しポンプ流量を制御する機種と，一定量を流すのに要する時間を測定しポンプ流量を制御する機種とに大別される．

❻ 採血圧（脱血圧）

- 血液回路への脱血の状態を表す．通常はマイナスの値を示し，低くなるほど脱血の状態が悪いことを表す．

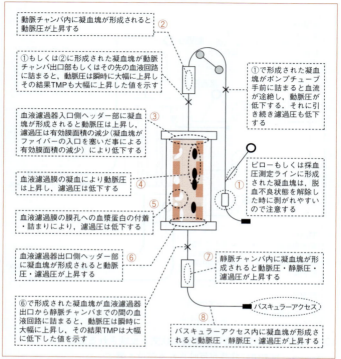

図2 回路内圧の変動の状況とその原因となる凝血等の形成部位を示す

・数値として表示される機種は多くなく,一般的にはピローの膨満具合をマイクロスイッチで検出する機構がほとんどである.

各種測定値の変化(図2,表1)

1. 動脈圧

　動脈圧の上昇は,動脈チャンバ以降,内径静脈へダブルルーメン・カテーテルを挿入していると仮定して,右房までの間の抵抗が増加するか,血流量が増加したときにみられる.一方,動脈圧の低下は,動脈チャンバ以降の抵抗が低下するか,血流量が低下したと

きにみられる.

❶ 動脈圧の上昇
- 動脈チャンバ内での凝血塊の形成や血液濾過器（ヘッダー部分または血液濾過膜）の凝血により，動脈圧は上昇する．また，静脈チャンバ，バスキュラーアクセス内で凝血塊が形成されたときも，静脈圧とともに動脈圧は上昇する．
- バスキュラーアクセスが屈曲した場合，動脈圧は上昇する．
- ピロー部あるいは動脈チャンバ内で形成された凝血塊が剥がれ，これが動脈チャンバ出口部あるいはそれより先の血液濾過器入口までの血液回路を瞬時に閉塞した場合は，急激にかつ大幅に動脈圧が上昇する（動脈圧上限警報を大幅に上まわる値が表示される）．
- 血液流量を増量したときも動脈圧は上昇するが，操作に伴う通常の反応である．

❷ 動脈圧の低下
- 脱血不良アラームが発生しない程度の血液流量の低下が継続した場合，経時的に徐々に動脈圧が低下してくる．
- ピロー部あるいは採血圧測定ラインに形成された凝血塊が剥がれ，これが血液ポンプの手前で回路を閉塞した場合は，回路内への血流が途絶し短時間に動脈圧が低下する（この状況ではピローの膨満具合や採血圧の極端な変化がないため採血不良アラームが発生しない）．
- 血液流量を減量したときも動脈圧は低下するが，操作に伴う通常の反応である．

❸ 動脈圧が変化しない場合
- 動脈チャンバの血液と，トランスデューサとの間で，圧力が伝わらなくなると動脈圧がみかけ上まったく変化しなくなる．
- 動脈チャンバの液面（空気と血液の境界）を覆ってしまうような凝血塊，あるいは動脈圧ライン内に凝血塊が形成されている場合，動脈圧測定トランスデューサへ圧力の正確な伝搬が行えなくなり，まれにではあるが，動脈圧の変化が極端にみられない場合

表1 各圧力の変動の原因

	上昇する時	低下する時
動脈圧	血液流量設定を上げた時	血液流量を下げた時
	動脈チャンバ内での凝血	血液ポンプ手前での血液回路の凝血塊閉塞
	動脈チャンバから血液濾過器までの間の凝血塊閉塞※	バスキュラーアクセスと静脈側血液回路の外れ
	血液濾過器入口側ヘッダー部での凝血塊形成	
	血液濾過器内凝血	
	血液濾過器出口側ヘッダー部での凝血塊形成	
	血液濾過器から静脈チャンバまでの間の凝血塊閉塞※	
	静脈チャンバ内での凝血	
	バスキュラーアクセス内の凝血や屈曲	
静脈圧	血液流量設定を上げた時	血液流量を下げた時
	静脈チャンバ内での凝血	バスキュラーアクセスと静脈側血液回路の外れ
	バスキュラーアクセス内の凝血や屈曲	

	上昇する時	低下する時
濾過圧	血液流量を上げた時	血液流量を下げた時
	濾過流量を下げた時	濾過流量を上げた時
	血液濾過器出口側ヘッダー部での凝血塊形成	血液濾過器入口側ヘッダー部での凝血塊形成
	血液濾過器から静脈チャンバまでの間の凝血塊閉塞[※]	バスキュラーアクセスと静脈側血液回路の外れ
	静脈チャンバでの凝血	血液ポンプ手前での凝血塊形成
	バスキュラーアクセス内の凝血や屈曲	動脈チャンバから血液濾過器までの間の凝血塊閉塞
		血液流量に比して濾過流量が過剰な場合
		血液濾過器内凝血や膜孔の血漿蛋白による目詰まり
TMP	濾過流量を上げた時	濾過流量を下げた時
	血液流量に比して濾過流量が過剰な場合	血液濾過器から静脈チャンバまでの間の凝血塊閉塞[※]
	血液ポンプ手前での凝血塊閉塞	血液濾過器出口側ヘッダー部での凝血塊形成
	動脈チャンバから血液濾過器までの間の凝血塊閉塞[※]	血液濾過器入口側ヘッダー部での凝血塊形成
採血圧	マイナスの範囲内で上昇した場合は脱血の状態が良くなったことを表す	脱血不良

[※]：急激に目つ大幅に上昇する，[※※※]：急激に目つ大幅に低下する

がある．また，動脈圧トランスデューサ保護フィルタが血液の逆流により濡れてしまうと，圧力をトランスデューサに伝搬できなくなり動脈圧の変化がみられない場合がある．動脈チャンバの液面に凝血塊が形成されているときや動脈圧ラインに血液が逆流してしまった後は，血液ポンプの拍動に合わせて多少の動脈圧の変化があること，あるいは動脈チャンバより先の血液回路をすこし閉塞させ動脈圧の変化があることを確認する．

2. 静脈圧

静脈圧の上昇は，静脈チャンバ以降，右房までの間の抵抗が増加するか，血流量が増加したときにみられる．一方，静脈圧の低下は，静脈チャンバ以降の抵抗が低下（最も重大な結果を生じる静脈側のアクセスからの回路外れを含む）するか，血流量が低下したときにみられる．

❶ 静脈圧の上昇
- 静脈チャンバ内やバスキュラーアクセス内での凝血塊の形成，バスキュラーアクセスに屈曲があるときに静脈圧は上昇する．
- 血液流量を増量したときも静脈圧は上昇するが，操作に伴う通常の反応である．

❷ 静脈圧の低下
- 静脈側血液回路とバスキュラーアクセスの接続が外れたときは短時間にかつ大幅に静脈圧が低下する．
- 血液流量を減少したときも静脈圧は低下するが，操作に伴う通常の反応である．

❸ 静脈圧が変化しない場合
- 静脈チャンバの血液と，トランスデューサとの間で，圧力が伝わらなくなると静脈圧がみかけ上まったく変化しなくなる．
- 前述の動脈圧と同様，静脈圧もまれにではあるが，圧力の変化が極端にみられない場合がある．

3. TMP

 限外濾過量＝TMP×膜の水透過性（UFR）×膜面積 の関係がある．動脈圧・静脈圧・濾過圧から計算される計算値であるが，理解を深めるために，濾過圧よりも先に説明する．

- TMP が上昇するのは，限外濾過量が増えるか，膜の水透過性が低下する（膜に血球成分，血漿蛋白が付着する）か，膜面積が減少する（中空糸の一部が凝固し，有効な膜面積が減少する）かのいずれかである．
- 一方，膜の水透過性，膜面積の増加は一般的には生じないため，TMP の低下は限外濾過量が減少した際に認められる．
- さらに，実際の TMP は （動脈圧＋静脈圧）/2 −濾過圧 の計算で求められているが，動脈圧，静脈圧ともヘモフィルタの，血液回路接続部の圧を測定しているわけではないので，圧を測定しているチャンバと，血液回路接続部との間に血栓など閉塞機転が生じた場合にも，TMP の異常がみられる．

具体的には以下のような状況が考えられる．

❶ TMP の上昇

- 血液濾過器の凝血による一次側の圧力の平均値の上昇，あるいは血液濾過膜の膜孔に蛋白が付着し濾液を得にくい状態になったことによる濾過圧の低下により，膜間に圧力差が生じたときに TMP は上昇する．
- ピロー部あるいは動脈チャンバ内で形成された凝血塊が剥がれ，これが動脈チャンバ出口部あるいはそれより先の血液濾過器入口までの血液回路を瞬時に閉塞した場合，動脈圧が急上昇し，その状態での計算の結果，TMP は急激にかつ大幅に上昇した値を示す．
- 濾過流量の設定が血液流量に比べて過剰な場合，TMP は短時間に上昇する．
- 血液流量に比べて過剰とならない程度に濾過流量を増量したときも TMP は上昇するが，操作に伴う通常の反応である．

❷ TMPの低下

- 血液濾過器出口側ヘッダー部に凝血塊が形成されるとTMPは低下する（一桁台の数値を示す場合はこの状況が考えられる）
- 血液濾過器出口側のヘッダー部分に形成された凝血塊が剥がれ，これが血液濾過器出口から静脈チャンバまでの間の血液回路を瞬時に閉塞した場合，動脈圧と濾過圧が急上昇しその状態での計算の結果TMPは急激に，かつ大幅に（マイナスの値まで）低下した値を示す．
- 濾過流量を減量した場合もTMPは低下するが，操作に伴う通常の反応である．

4. 濾過圧

前述のとおり，TMP＝（動脈圧＋静脈圧）/2－濾過圧の計算式より，濾過圧＝（動脈圧＋静脈圧）/2－TMPであるため，濾過圧は血液側の圧力とTMPとの両方に影響を受ける．濾過圧が上昇するのは血液側の圧力が上昇するか，TMPが減少する場合で，濾過圧が低下するのは血液側の圧力が低下するか，TMPが増加する場合である．具体的には以下のような場合が考えられる．

❶ 濾過圧の上昇

- 血液濾過器出口側のヘッダー部分で形成された凝血塊が剥がれ，これが血液濾過器出口から静脈チャンバまでの間の血液回路を瞬時に閉塞した場合，急激にかつ大幅に濾過圧が上昇する．
- 血液流量の増量や血液濾過器出口側のヘッダー部，静脈チャンバ内，ブラッドアクセス内のいずれかの箇所での凝血塊の形成などで回路内圧が上昇した場合，またはバスキュラーアクセスが屈曲し回路内圧が上昇した場合，一次側の圧力成分が二次側にも伝搬し濾過圧が上昇する．
- 濾過流量設定を減量したときも濾過圧は上昇するが，操作に伴う通常の反応である．

❷ 濾過圧の低下

- 濾過圧は一次側（血液側）から二次側（濾液・透析液側）に濾液

を得にくくなったときに低下する．このときには，同じ限外濾過量を得るためには TMP が増加しなければならないからである．

血液濾過膜の膜孔の開存状態の良好なときの濾液は濾過ポンプにより一次側から二次側に浸み出してくる（浸み出させるための推進力はこの場合は濾過側に対する血液回路内の相対的な陽圧）のを制御されている（堰き止められている）状態といえる．つまり TMP がほぼ 0 であるため，濾液側の圧力も陽圧になる．

しかし，時間の経過とともに形成される血液濾過器内の凝血や膜孔への蛋白の付着により，膜孔の開存状態が悪くなると，結果的に TMP が増加し，濾過ポンプにより"強制的に引っ張り出す"ようにしないと濾液が得られなくなり，その結果，濾過圧の低下が生じる．

- 濾過流量の設定が血液流量に比べて過剰な場合，濾過圧は低下する（血液濾過器内で血液濃縮が起こり血液側から濾液を得にくい状況になり，TMP が上昇するため，濾過圧は短時間で低下する）
- 同様に，警報を発しない程度の脱血不良が継続する場合，それまでと同じ濾過流量設定では血液流量に比べて過剰な濾過流量となり濾過圧は低下する．
- 血液流量に比べて過剰とならない程度に濾過流量を増量したときも（TMP が増加するため）濾過圧は低下するが，操作に伴う通常の反応である．

5．採血圧（脱血圧）

❶ 採血圧の上昇

一般的にバスキュラーアクセスとしては，CRRT の場合には中心静脈カテーテルが使用される．中心静脈圧は通常 $10 \sim 20 \, \mathrm{cmH_2O}$ であるため，アクセスの部分と動・静脈圧を測定しているチャンバーの液面との静水圧の差がある．このため，バスキュラーアクセスのルーメンの開存状況や留置状況が良好であっても採血圧がプラスの値を示すことはない．回路の接続時，とくにバスキュラーアクセスの留置後の初回の使用の際は血液ポンプを回す前に採血圧を確

認し，高い値（患者の動脈圧に近似した値）を示さないことを確認する．このとき高い値を示すようであれば動脈にバスキュラーアクセスが留置されている可能性がある．
- マイナスの範囲内で採血圧が上昇した場合は，脱血の状態がよくなったことを表す．ただし採血圧測定ラインに形成された凝血塊が剥がれ，血液ポンプの手前の回路を閉塞した場合は，短時間に採血圧が上昇（ゼロまたはそれに近い値に上昇）する．

❷ 採血圧の低下
- 当院では血液流量 120 mL/min の場合，−50 から−70 mmHg を良好な採血（脱血）状態と判断し，−100 から−120 mmHg 付近を推移するようであれば，注意を要する状態と判断し必要に応じてバスキュラーアクセスの状態を確認することとしている．−150 mmHg を完全な採血不良状態と判断し，ただちにバスキュラーアクセスの確認を行うこととしている．

● 各種設定値

1. 各種ポンプの設定

ここでは図3のような各種ポンプの設定がされていた場合の状況について説明する．（なお，各種ポンプ流量設定の根拠はⅠ-3.「どのように：処方の決め方」p.15〜，Ⅳ-2.「CRRT治療量の考え方」p.106〜を参照のこと．）

血液濾過器に対して透析液ポンプは 700 mL/hr で透析液を送っている．濾液ポンプは血液濾過器から 1,050 mL/hr で濾過・透析液を廃液しているが，この内訳は 700 mL/hr が透析液，350 mL/hr が血液からの濾過液となる．この状態の血液に対し静脈チャンバあるいはその手前で 300 mL/hr の補液が行われ，その結果，50 mL/hr の除水がされた血液となり体内へ灌流する．

2. 各種警報の設定
❶ 動脈圧警報
- 定期的に上限警報を設定しなおし，血液回路や血液濾過器の経時

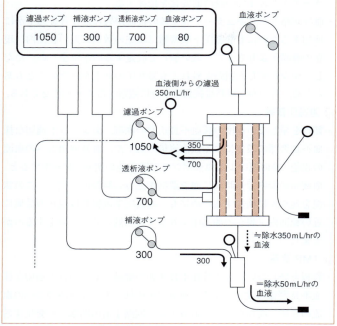

図3 各種ポンプの設定状況の読み方

的変化を把握する.

- ピローや採血測定ラインに形成された凝血塊が剥がれ,血液ポンプの手前で血液回路を閉塞したことによる血流の途絶を速やかに検出するためにも,動脈圧下限警報は現在の数値に近い範囲内(現在の動脈圧よりもすこし低い値)で設定するのが望ましい(動脈圧下限警報が適切に設定されていない状況において血流の途絶が発生すると,血液濾過器に血液が流入していないにもかかわらず濾過を継続してしまい,その結果,血液濾過器内で短時間に血液濃縮が進行し膜凝血に至る)

❷ 静脈圧警報

- 定期的に上限警報を設定しなおし,静脈チャンバからバスキュ

ラーアクセスまでの経時的変化を把握する．
- 血液回路とバスキュラーアクセスの接続が外れたことを速やかに検知するためにも静脈圧下限警報は現在の数値に近い範囲内（現在の静脈圧よりもすこし低い値）で設定するのが望ましい．ただし，かならずしも回路が外れても静脈圧の低下をみないこともあるため，普段から回路接続部は十分に観察することが必要である．

❸ 濾過圧警報
- 警報を発しない程度の採血不良状態の継続，あるいは不適切な採血不良警報の設定による血液流量の低下や，血液濾過器への血流の途絶（凝血塊による血液ポンプ回路手前の閉塞）が発生すると，血液濾過器内で短時間に血液濃縮が進行し膜凝血を招く．この状況を速やかに検知するためにも，濾過圧下限警報は現在の数値に近い範囲内（現在の濾過圧よりもすこし低い値）で設定するのが望ましい

❹ TMP警報
- 警報を発しない程度の採血不良状態の継続，あるいは不適切な採血不良警報の設定による，血液流量の低下や，血液濾過器への血流の途絶（凝血塊による血液ポンプ回路手前の閉塞）が発生すると，血液濾過器内で短時間に血液濃縮が進行し膜凝血を招く．この状況を速やかに検知するためにも TMP 上限警報は現在の数値に近い範囲内（現在の TMP よりもすこし高い値）で設定するのが望ましい

❺ 採血（圧）警報（脱血警報）
- 不適切な採血圧下限警報設定，あるいは不適切な採血センサ設定が行われた場合，血液流量の低下を的確に検知せず，血液流量に比べて過剰な濾過を継続してしまう．その結果，血液濾過器内で短時間に血液濃縮が進行し膜凝血に至る．この状況を速やかに検知するためにも血液流量により若干異なるが，おおむね 0 から −70 mmHg 程度の範囲で警報を設定するのが望ましい．

（渡邊恭通）

Ⅲ章　トラブルシューティング

1 施行中のトラブルシューティング：機器操作

● POINTS
◎アラームが発生した場合には，アラームを消音し，原因の発見/除去から運転再開をスムーズに行う．
◎アラーム発生時には，バスキュラーアクセス～回路全体を確認し，原因を確認する．
◎回路内凝固を予防するため，アラーム発生時の血液ポンプ停止（血液の滞留）時間はできるだけ短くするように心がける．

現在，CRRT 装置は複数のメーカーより販売されているが，血液透析と異なり，使用されている用語や血液回路の標準化は，まだ完全には整っていない状況である．

そのため，アラームメッセージやその対処法には，機種ごとに多少の違いがみられる．複数の機種を所有している場合は，その違いを理解して使用する必要がある．

ここでは，共通する一般的なトラブルシューティングについてのみ述べる．

アラーム発生時の基本

アラームが発生した場合の基本的な流れを示す（図 1）．

アラーム発生時に大切なことは，液系（透析液・補充液・ろ液）ポンプは停止させても，回路内凝血を生じる可能性があり血液ポンプは低流量でも可能なかぎり運転を継続させ，血液を滞留させないことである．そして，できるだけ短時間で原因を解除し，治療の中断や，無用なヘモフィルタの交換を避けることが必要である．しかし，すぐに解除できてもアラームが頻発するような場合は，すばやく別の対処法を検討したい．

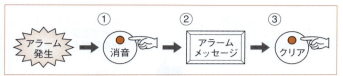

図1 アラーム発生時の基本的な対処法
① 消音ボタンを押し，アラーム音を消す．
② 装置画面のメッセージを確認する．回路全体を確認し，原因を取り除く．
③ 解除/運転ボタンを押し，運転再開を目視確認する．
（※警報解除と運転再開ボタンが別々に設置されている装置もある）

各種アラームとトラブルシューティング

1. 採血不良（ブラッドアクセス異常/脱血異常）アラーム

高度陰圧（機種によって異なるが，およそ−200 mmHg程度）がかかるとセンサーが動作する仕組み．発生頻度はもっとも高い．

【原因1】バスキュラーアクセス（おもにカテーテル）の脱血状態が不良．

脱血不良は，体位変換時や気管内吸引時，あるいは血管内脱水の場合，カテーテル挿入位置不良の場合などに，カテーテルが血管壁にへばりつくことによって発生する（図2-左）．また，血栓によってカテーテル自体が目詰まりすることでも発生する．

【対処法1】一時的な変化（体位変換や吸引によるもの）であれば，すぐに改善する．改善しない場合はカテーテルの調整（先端位置を移動，回転）（図2-右）や，シリンジでカテーテル内の吸引＋フラッシュにより血栓除去し，脱血改善を試みる．血管内脱水が疑われる場合は除水を停止し，可能なら輸液を行うことも検討する．治療効率は若干低下するが，カテーテルのAV逆接続は一時対処としては有効である．最終手段としては，カテーテルの交換を行う．

【原因2】バスキュラーアクセス〜脱血センサー間の回路が閉塞している．

【対処法2】回路を確認してキンクを解除する．閉塞の原因が凝血塊であった場合は，取り除くか，取り除けない場合はチャンバー

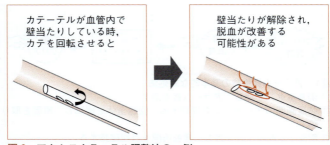

図2 アクセスカテーテル調整法の一例

側へ送る(一時対処).

(※キンク＝ねじれ,折れ曲がり)

【原因3】脱血センサーから回路(ピローや圧ラインフィルター)が外れている.

【対処法3】回路を正しく装着しなおす.

2. 圧力関連のアラーム

モニターが必須な圧力として,動脈圧(入口圧),静脈圧(返血圧),濾過圧の3種類がある(図3).濾過圧は図の計算式で求められるTMP(transmembrene pressure:膜間圧力差)を得るために計測しており,TMPはヘモフィルタの目詰まりの指標となる.

圧アラームは各圧力に上限/下限を設定し,それを超えた場合にアラームが動作する仕組みであるが,アラーム範囲の設定には明確な基準がないため,各施設の方針に従う.

❶ 圧力上限アラーム

脱血センサー以降の回路内(ヘモフィルタやチャンバー)が凝固または閉塞すると圧力は上昇する.圧上昇はバスキュラーアクセスの問題を除くと回路寿命が近いことを意味する.また,蓄積した凝血塊が流れて目詰まりを引き起こし,急激に圧上昇をきたすことがある.アラームが発生した場合は,凝固による返血不可により回路内血の失血を防止するためにも速やかな対処が求められる.

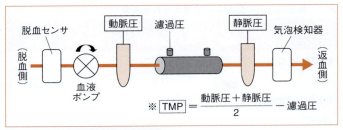

図3　CRRT回路簡略図（血液側）

表1に，各圧力上限アラームが発生する要因についてまとめた．
【対処法】回路を確認してキンクがある場合は解除する．キンクがなく，目視で著明な回路内凝固が見受けられるときは回路交換を行う．一時対処としては条件設定の変更（血流量を下げる，濾過量・除水量を減らす，治療モード変更），抗凝固剤投与量の増量（これ以上の凝固予防）が有効である．明らかな回路内凝固がない場合はバスキュラーアクセスの閉塞を疑い，前記の1．"採血不良アラーム"【対処法1】と同様の対処を行う．

❷ 圧下限アラーム

【原因1】圧ラインフィルターが外れている．

【対処法1】フィルターを正しく装着しなおす．

※フィルターは濡れていると圧力が正しく測定されないため，濡れていないことを確認する．

【原因2】返血側回路がバスキュラーアクセスから外れている．（静脈圧下限アラーム）

※アラーム下限は陽圧（1 mmHg以上）に設定されていないと検知しない可能性がある．

【対処法2】血液ポンプを止めて治療を停止し，カテーテルのクランプを閉じる．とくにアクセス挿入部が頸部の場合，クランプ開放状態で放置すると，体内にエアを引き込む可能性があり，非常に危険である．安全が確認できたら治療を再開するが，回路の清潔性が保てていないことが多く，回路交換が必要となることが多い．

表1 各圧力上昇の原因として考えられる現象

項目	Aチャンバー凝固	ヘモフィルタ目詰まり	Vチャンバー凝固	VA返血側閉塞
動脈圧（入口圧）	○	−	○	○
TMP	−	○	−	−
静脈圧（返血圧）	−	−	○	○
濾過圧	−	−	○	○

※原因として考えられる現象について○で示した．
VA：バスキュラーアクセス

3. 気泡検知アラーム

装置の気泡検知器（図3）を空気が通過すると，超音波が気泡を検知し，センサーが動作する仕組み．

【対処法1】血液回路が気泡検知器から外れている場合は正しく装着し直す．

【対処法2】少量の気泡であれば，血液ポンプ停止後，返血側をクランプし，患者側に送らないように（静脈チャンバーへ集めるなど）気泡を除去する．まれに，脱血側回路がバスキュラーアクセスから外れて，回路内が大量の気泡で満たされてしまう場合がある．清潔が保たれているならば，回路内をプライミングして治療を再開する．

4. シリンジポンプ関連のアラーム

装置には，抗凝固剤注入用としてシリンジポンプが標準搭載されている．基本的には一般のシリンジポンプと同じ機能を備えており，対処法も同様である．ただし，抗凝固注入ラインは血液回路と一体であり，耐圧ではないため，血液がシリンジ内へ逆流しやすい構造をもつ．交換時は，注入ラインのクランプ開閉を忘れずに行う．

表2に，シリンジポンプ関連のアラームをまとめた．

5. 液系（透析液，補液，濾液）関連のアラーム

上記4.までのアラームに関しては，機種による大きな違いみら

表2 シリンジポンプアラーム

項目 (アラームメッセージ)	原因	対処法
シリンジ過負荷 シリンジ閉塞	抗凝固剤注入ラインの閉塞等で,シリンジポンプ押し子に過負荷がかかる.	抗凝固剤注入ラインを確認して,閉塞を取り除く.シリンジをセットし直す.
シリンジ終了 シリンジ液切れ	シリンジポンプの抗凝固剤残量が無くなる.	新しい抗凝固剤シリンジと交換する.
シリンジ設定不良 シリンジセット不良	シリンジサイズが所定値以外と認識.シリンジが正しくセットされていない.	シリンジをセットし直す.

れない.しかし,液系関連のアラームは機種により制御機構(容量制御または重量制御)や回路構成が異なるため,発生頻度の高いアラームとその対処法もさまざまである.ただし,原因の多くは,回路が正しくセットされていない,外部からセンサー部などに負荷がかけられているなど,回路を確認することにより発見可能である.具体的な対処法は,それぞれの取扱説明書を参照されたい.

文 献
矢田哲康・他:INTENSIVIST,**2**(2):347-368,2010.

(山本裕子)

memo

2 合併症:血圧低下

● **POINTS**
◎治療前に心エコーによる心機能評価を行う.
◎IVC径を利用して循環動態を把握する.
◎血液透析に比べてCRRTでは抗凝固剤使用量が多く,出血を助長しやすい.
◎周術期管理では手術侵襲を考慮した除水設定を行う.
◎過除水による循環虚脱の合併症は不可逆的であることが多く,注意を要する.

血圧低下のメカニズムとCRRT

血圧は,心拍出量と末梢血管抵抗により決まっており(血圧=心拍出量×末梢血管抵抗),さらに心拍出量は,心収縮力と血液量により決定されている.CRRTを要する病態においては,これらの要素のいずれもが血圧低下へ向けて働く可能性を常に秘めている.即ち,CCUを要する病態では心収縮力低下をきたすことで,消化管や外傷による出血などにより血液量低下を生じることで,また重症感染症に伴う敗血症や全身性の血管炎,アナフィラキシーショックなどにより血管拡張や血管透過性の亢進に伴い末梢血管抵抗が低下することで,それぞれ血圧低下が生じる.このようなCRRTを取り巻く種々の病態の中にあって,CRRTにより生じる血圧低下は,主に除水に伴なう循環血液量低下によるものである.またまれに抗凝固剤として使用するナファモスタットへのアレルギーにより末梢血管抵抗低下が原因となることがある.

全身状態の把握

血圧を中心に症例ごとの全体像の理解を深めることが肝要である.浮腫の有無や頸静脈圧,そして脈拍といった臨床情報に加えて

画像診断情報を活用する．胸部 X 線写真，近年では超音波診断法による下大静脈（IVC）径を活用することが多い．IVC 径ではその呼吸性変動を加味した循環血液量の評価がよく知られており，表1 に示す維持血液透析患者でのデータをもとに判断することが多い[1]．また，同様に VCDi（indexed Vena Cava Diameter）と IVCCI（IVC collapsibility index）が近年報告されており（表2）[2]，ほぼ同様な判断である．これらの指標を参考にして症例ごとに，dry side にするか wet side にするかを考えて CRRT を処方する．加えて，心エコーによる心機能評価を行う必要がある．Swan-Gantz カテーテルが挿入されている場合は，そのメリットを生かしてより中心静脈圧や肺静脈圧，右室終末拡張期容量などの指標をもとに客観的に除水量を決定することができる．また，近年では末梢血管抵抗や体液量を電気的に測定できる機器もあるので，より総合的に判断できる状況になりつつある．

表1 IVC 径と CI（collapsibility index）による循環血液量の評価

	呼気時 IVC（IVCe）	CI
透析前	14.9 ± 3.2 mm	0.68 ± 0.24
透析後	8.2 ± 2.3 mm	0.94 ± 0.09
対照症例	16.7 ± 3.2 mm	0.68 ± 0.17

$CI = 1 - \left(\dfrac{IVCi}{IVCe}\right)$　IVCe = expiratory IVC, IVCi = inspiratory IVC
CI は呼吸性変動の指標で，中心静脈圧の逆数に比例する．
IVCe > 22 mm, CI < 0.22 は溢水の危険レベルである．

表2 VCDi と IVCCI による IVC 径を用いた循環血液量の評価

Volume status	VCDi [mm/m^2]	IVCCI [%]
Hypovolemia	< 8	> 75%
Euvolemia	≥ 8 and < 11.5	≥ 40 and ≤ 75
Hypervolemia	> 11.5	< 40

$VCDi = \left(\dfrac{\text{maximal IVC diameter (IVCmax) [mm]}}{\text{body surface area [m}^2\text{]}}\right)$

$IVCCI = \left(\dfrac{IVCmax - IVCmin}{IVCmax}\right) \times 100 \ [\%]$

血圧低下と病態

❶ 心拍出量低下

　近年，症例の高齢化が進んでおり，心臓側に問題が生じている可能性は常に念頭におく必要がある．手術症例においては，術前心機能評価が十分に行われていることが前提であるが，救急搬送されてきた症例などでは未知の状況である．治療前の超音波診断に心臓の評価も加えて，心機能や心臓の壁運動を把握する必要がある．虚血性心疾患の合併が疑われる場合は，その発症や除水過多による誘発などが生じていないかどうかを見極める必要がある．トロポニンTの定性試験は，腎機能が廃絶している維持血液透析症例などでは偽陽性が生じることが多く，注意を要する．

❷ 漏血・出血

　治療開始により血圧低下を認めた際に考慮すべき病態や状況としては，まず出血である．これは，本治療法では抗凝固剤使用が必須である点からも注意を要する．回路接続部などからの漏血が生じることはきわめて少なくなったが，念のため確認を要する．医療機関独自のチェックリストを用意するとよい（巻末資料参照，p.280～）．血圧低下をきたすことはないが稀に，人工腎（ダイアライザー）のファイバーの破綻により漏血が生じることがあり，この場合は廃液部の観察でわかる．つぎに，消化管出血，外傷患者では骨盤骨折の有無など症例ごとに出血源となる隠れた病態を検討する必要がある．外傷では横紋筋融解症発症による急性腎不全に先行して，出血による循環血液量減少で腎前性急性腎不全が先行発症していることが多い．

❸ 末梢血管抵抗低下

　感染症が基礎疾患として存在し，発熱を伴う経過を有する場合は，敗血症へ病状が進み血管透過性が亢進しつつある可能性を念頭におく必要がある．ICUでは抗菌剤をはじめ種々の薬剤や血液製剤をCRRT中に投与するため，アレルギーやアナフィラキシーショックの関与に注意を払う必要がある．血管透過性亢進や血管拡

張に伴う末梢血管抵抗減弱により血圧低下をきたす．まれにナファモスタットによるアレルギーが誘発されることがある．

❹ 周術期の血圧管理

しばしば必要となるのが，周術期管理での血液浄化療法の実施である．この場合，維持血液透析症例や，術後急性腎不全症例で，腎での体液調節のメカニズムが破綻している．手術侵襲の程度によるが，一般に大手術後には炎症を伴い血管透過性が亢進しており，血管外（いわゆる third space）へ体液が移動している．この傾向は手術時間の長さに比例しており，人工心肺を用いた症例はより顕著である．そのため，手術前体重を参照して紋切り型な除水設定をすると，血管内 volume が相対的に減少しているため過除水による循環虚脱となり，血圧低下をきたしやすく注意が必要である．IVC径などを参考にしながら除水設定を行う必要がある．除水に伴う blood volume や血液濃縮度などの変化も参考になる．一般に術後経過が良好な場合は，術後 4〜5 病日には手術侵襲による炎症が改善し，血管外から血管内へと体液移動が生じるので，除水設定を再考する必要が生じる．このような生理的なメカニズムを考慮して治療を実施する．

治療上の注意

治療開始時の血圧は，どの程度まで低くても大丈夫かは症例ごとに異なるが，収縮期血圧 90 mmHg 以下はかなり慎重に開始する必要があり，できるかぎり 100 mmHg 以上に血圧を保ってから開始する．60 mmHg 以下はよほど開始理由が明確でないかぎり実施しない．とくに乳酸アシドーシス 90 mg/dL（10 mmol/L）以上の重症症例や複数の昇圧剤に反応不良な重症症例では，突然の心停止の可能性があり，注意を要する．

高度出血で血液量が低下している病態に対して CRRT を開始する必要に迫られた場合，回路内のプライミングに用いた生食が体内に入ることで，さらに血液が希釈されて血液粘稠度や血中カテコラミンレベルが損なわれることでさらに血圧が低下する事態が顕著に

生じることがある．ここで特に，生命を脅かすレベルの initial drop が予測される場合には，小児 CRRT と同様に輸血によるプライミングや，後述のように開始時にはカテコラミンの dose を増加させるなど，慎重にスタートする必要がある．

　治療開始後に，通常血圧低下を認めるのは，150〜200 mL 程度の除水がすすんだころであることが多い．治療開始前に昇圧剤投与量・投与法を再評価する必要がある．これは昇圧剤の効果が治療により減弱するためでもある．対策としては，カテコラミン治療ラインをダブル・ルーメンカテーテルから遠ざけて設置するなどの配慮をする必要がある．2005 年に *JAMA* 誌に発表された B. E. S. T. Kidney study では[3]，世界 23 カ国の 54 医療センターから登録された 29,269 例の ICU 症例を解析し，CRRT 開始時に低血圧を生じた症例の 15.6 % で昇圧剤を増量していると報じている．また，治療開始後一定時間経過後（たとえば 12 時間）に血清カリウム値を確認する必要がある．低カリウム血症は不整脈を誘発しやすく，血圧低下の原因をつくりやすいため塩化カリウムなどによる補正をサブラッドなどの補液に対して行う必要がある．

　治療中は，Swan-Gantz カテーテルが挿入されていれば，中心静脈圧，肺動脈圧，心拍出量，SvO_2 などをモニターしながら管理を徹底することができるが，維持血液透析患者の管理を行う際には，組織灌流に関与しない動静脈シャント血流の存在を念頭におき，有効心拍出量を過大評価しないよう留意する．四肢末梢の冷温感や脈拍の強さに示される心不全兆候にも配慮しながら血圧管理を行なう．

　CRRT の除水を漫然と実施して循環虚脱から高度な血圧低下，すなわちショックに至らしめると，患者に取り返しがつかない高度合併症を生じることになる．腸管壊死とその後の吸収不良症候群やショック肝による肝不全，脳梗塞とその後の意識障害や半身不随などは不可逆的な合併症であることを銘記して循環動態の管理を行う必要がある．

文 献

1) Ando, Y. et al.：*Artif. Organs,* **19**：1237-1242, 1995.
2) Brennan, J. M. et al.：*CJASN,* **1**：749-753, 2006.
3) Uchino, S. et al.：*JAMA,* **294**：813-818, 2005.

(野入英世)

3 合併症：出血

● **POINTS**
◎CRRT を必要とする病態では，①持続的投与される抗凝固剤，②原疾患による出血傾向，③術後・外傷・消化管出血などすでに存在する出血性病変，などの点から，つねに出血のリスクを考慮しなければならない．
◎CRRT の抗凝固剤としては，わが国では一般にメシル酸ナファモスタットが使用される．
◎海外では，クエン酸による抗凝固の報告が多くみられている．また，生理食塩水の頻回フラッシュという方法も提案されている．

出血の原因

1．抗凝固剤の持続投与

CRRT では，回路やダイアライザーの凝固を防ぐためにも抗凝固剤が持続的に投与される．現在，わが国で使用することが可能な抗凝固剤には以下のものがある（Ⅱ-4.「抗凝固剤の選択とモニタリング」を参照，p.46〜）．

❶ ヘパリン

間欠血液透析では，もっともよく使用されておりかつ経済的である．半減期は 45〜60 分程度．出血を助長する危険性がある．ヘパリン起因性血小板減少症（HIT）のリスクがある．

❷ 低分子ヘパリン

ヘパリンより高価．半減期は 90〜120 分程度である．第 Xa 活性を特異的に阻害するため，出血のリスクはヘパリンより少ない．一方，凝固時間を延長させないため，ヘパリンにおける ACT，APTT のような，抗凝固能の目安になる指標がない．

❸ ナファモスタットメシル酸塩

半減期が8分ともっとも短い．分子量540 Da，蛋白結合率30〜40％と透析性は高く，間欠血液透析では多くが除去され，全身の凝固時間に与える影響はわずかである．一方，CRRTでは，

$$除去量 = (注入量) \times \frac{(濾過流量)}{(血漿流量)} \times (1 - 蛋白結合率)$$

$$= (注入量) \times \frac{(濾過流量)}{(血液流量) \times (1 - Ht)} \times (1 - 蛋白結合率)$$

で計算される量が除去されるにすぎず，大半が体内に注入される．間欠血液透析と同様の理由で，ナファモスタットメシル酸塩が抗凝固剤として使用されるが，上述のように，ナファモスタットメシル酸塩といえども，出血を助長させることには注意が必要である．また，ヘパリンや低分子ヘパリンよりも高価であり，アナフィラキシー・ショックの副作用がある．また，陰性荷電膜を使用している際にはダイアライザーに吸着されてしまう．

❹ アルガトロバン

ナファモスタット同様，高価である．半減期は20〜30分．しかし，保険適応となっている疾患がHITやAT-Ⅲ欠損症などに限られていること，用量と効果とが比例しないことなどから，CRRTの抗凝固剤として使用されることはまれである．また，肝不全では使用を避けるべきである．

❺ クエン酸ナトリウム

海外では広く使用されており，急性腎障害のためのKDIGO診療ガイドラインでは第一選択となっている[1]．しかし，わが国ではCRRTの抗凝固剤としての使用は一般的ではない．

2．原疾患による出血傾向

一般に，CRRTが行われている状況は，つねに出血のリスクが高い．腎不全そのものが出血傾向を促す．さらに，敗血症など，全身的な炎症状態ではDIC・TTPなどを介して，血栓傾向，出血傾向，どちらにもなりうる．さらに，体外循環自体による血小板の消費も

みられることがある．そのほか，血液悪性腫瘍などでは，血小板産生が低下しており，血小板減少をきたすこともある．

一方，劇症肝炎をはじめとする肝不全では，凝固因子産出の低下から出血傾向をきたす場合もある．したがって，CRRTを行う際には，ACT・回路凝血の状態などを勘案しながら適切な抗凝固剤を適切な量，使用することが重要である．また，血小板減少を認める場合（<2万/μL），凝固因子の欠乏を認める場合（PT<40％）には，それぞれ血小板輸血，新鮮凍結血漿の補充も行う．

3．すでに存在する出血

ICU領域でCRRTが必要となる場合，術後，外傷によるAKI，さまざまな原因による消化管出血によって，すでに出血が存在する場合も多い．こうした場合には，前述の抗凝固剤，あるいは合併する出血傾向により，出血が助長される．

出血を認める場合のCRRT

実際の臨床の場では出血時には以下の対応を行うことが多い．

❶ 出血は，可能なかぎり止める

活動性の出血が存在する状況でRRTを行うのは，出血を助長するため危険が高い．止血可能な出血であれば止血を行うことを優先する（内視鏡的止血や手術による止血など）．また，止血困難な部位の出血であっても画像的に活動性出血がないことを評価する．Hb値での評価，vital signsでの評価も重要になる．

❷ 体外循環を行うリスクと，RRTを行うメリットを評価する

止血を得られた後であっても，再出血のリスクもある．出血の危険性がある場合には，可能なかぎりRRTの施行を中止することが必要となる．その際には，AKIにおいてRRTを開始する指標になる，

- ・利尿薬でコントロールできない溢水
- ・コントロール困難な高カリウム血症
- ・コントロール困難な代謝性アシドーシス
- ・尿毒症状

があるかどうかを考慮する．ただし，尿毒症そのものが出血を助長し，それは RRT でしか改善できないものであるため，リスクとベネフィットを慎重に評価する必要がある．

❸ やむをえず RRT を行う際には，continuous でなければいけないか検討する

病状から RRT が必要である際にも，24 時間持続して行う必要があるかは，つねに検討に値する．長時間行う際には使用する抗凝固剤の量も多くなること，さらにメシル酸ナファモスタットは CRRT の抗凝固剤として投与されると全血凝固時間を延長する．2007 年のメタアナリシスでは，CRRT と，間欠的な HD とで死亡率に有意な差はなかったとの報告もある[4]．心機能が悪く，間欠的な方法に耐えられない状況もあるので，必要性は慎重に考えなければならない．

❹ 抗凝固剤は一般にナファモスタットメシル酸塩を使用する

わが国では CRRT の抗凝固剤としてはもっとも広く使用されている．全血凝固時間をモニターしながら投与量を決定するが，一般に 0.5 mg/kg（BW）/H（25 〜 30 mg/hr）の投与とすることが多い．しかし，出血の状態，回路・ヘモフィルタの凝血の状況を勘案し，減量も検討する．透析性があるため，間欠血液透析では体内にはほとんど入らないが，CRRT では一般に血漿流量に比較して小分子クリアランスが低いため，大半は体内に注入される．このため，メシル酸ナファモスタットを使用していても，CRRT では出血を予防できないことに注意が必要である．

❺ 赤血球輸血は，可能なかぎり RRT を行っている最中にする

K 負荷を防ぐべく，一般的には RRT を行っている最中に投与する．RRT を施行中に輸血できない場合はカリウム吸着フィルターを使用するのが望ましい．

❻ 凝固能に応じて適宜，FFP や血小板の輸血を行う

多臓器不全に陥っている場合などとくに，凝固因子や血小板の補充が必要になる．なお，赤血球と違い，これらを輸血するのは

RRT を行っている間である必要はない．また FFP，血小板投与は回路内凝血をすすめることがあるので，回路の状態を注意深く観察する．

❼ 回路が凝固しやすい場合には，ヘモフィルタの変更も検討する

回路やヘモフィルタが凝固する原因のひとつに抗凝固剤の不足がある．そのために活性化凝固時間（ACT）をモニターする．炎症は過凝固に傾けるため，抗凝固剤の増量が必要とされることが多いが，出血のリスクを増す．ヘモフィルタが凝固する場合には，ヘモフィルタの種類を変更することで凝固傾向が軽減されることがある．

❽ 無抗凝固剤 CRRT を検討する

すでに凝固時間が延長している場合，あるいは血流量を増加させることにより，抗凝固剤を使用しない CRRT ができないか検討する．

KDIGO のガイドラインでは，ヘパリンが使えないような出血傾向を認める際の第一選択となっている[1]．

なお，わが国では一般に，血流量は低く抑えられる場合が多いが，とくに大きな膜面積のヘモフィルタを使用する際には血流量が遅いと1本の中空糸内の流速は相対的に遅くなり，凝血の原因となる可能性がある．このため，血流量を増加させることも重要である（→ Ⅱ-2.「ヘモフィルタの選択」を参照，p.28～）．

まとめ

出血のある際には基本的にナファモスタットを使用した RRT を行うが，いずれの場合にも，RRT の必要性や，持続時間などの検討がつねに必要である．

文 献

1) Kellum, JA., Lameire, N.; KDIGO AKI Guideline Work Group : *Crit Care*, **17**（1）: 204, 2013.
2) Pannu, N. et al. et al. : *JAMA*, **299**（7）: 793-805, 2008.

3) Straaten, OS.: *Blood Purif.*, **29**（2）: 191-196, 2010.
4) Rabindranath, K. et al.: *Cochrane Database Syst Rev.* **18**（3）: CD003773, 2007.

（古瀬　智）

memo

サイドメモ　海外における抗凝固剤の使用状況

　海外ではクエン酸が抗凝固剤として広く使われている（日本では血球採取時の抗凝固剤として使用される）．安価であり，ヘパリンと比較した際にも回路やダイアライザーの凝固は同程度であるが，出血の合併症は有意差をもって少なかったとの報告が多い[3]．

　ただし，クエン酸は血中のCaとキレートするため，イオン化Caが低下するリスクがつねにある．肝疾患が存在する場合にはクエン酸の代謝が遅れるため，よりリスクが高くなるともされている（FFPのなかにもクエン酸が含まれているため，血漿交換を行う際に，血液透析を併用する場合もある．末梢血幹細胞採取の際には，Ca製剤を投与しながら行うことが多い）．さらに，頻回のCaのモニタリングが必要となる．

4 合併症：電解質異常

● **POINTS**

◎CRRT 中は電解質を少なくとも 1 日 1 回は測定が必要.
◎長期間の施行でカリウム・リン・マグネシウムが低下しやすく，カルシウムは上昇することがある.
◎カリウムは補充液中に KCl を混注し，補充液中の K 濃度を 3.0 〜 4.0 mEq/L とする.
◎リンは全身投与するが，リン酸二ナトリウムを 1.0 〜 2.0 mL/hr 投与する.
◎カルシウムの上昇がみられることがある. この場合，TPN 中にビタミン D，ビタミン A を含まないので，ビタミン剤を使用する.
◎高度の低ナトリウム血症のときにはナトリウムを含まない輸液を行い，除水を行う.

CRRT では，透析の部分に関しては透析液と血漿との濃度差に従って，また濾過については補液と血漿との濃度の差によって，強制的に物質が移動する. このため，通常の腎でみられるような選択性（血漿中濃度が低下した場合に，体内に保持しようとする効果）はみられない.

一方，補液（通常透析液も同じ溶液を使用する）の電解質濃度についてはカルシウム・重炭酸イオンは高く設定してあり，ナトリウムは等濃度であるが，それ以外については，含まれていないかあるいは濃度が低く設定されている（表 1）.

このため，長期間の CRRT の施行で低下する電解質がある. 一方で，高カルシウム血症を呈する場合もある. いずれにしても，電解質を綿密にモニタリングすることがもっとも重要である.

表1 一般的な CRRT の補液・透析液の組成

陽イオン	mEq/L	陰イオン	mEq/L
Na^+	140	Cl^-	111.5
K^+	2.0	HCO_3^-	35
Ca^{2+}	3.5	Acetate	0.5
Mg^{2+}	1.0		
ブドウ糖		100 mg/dL	

● 低下しやすい電解質

❶ カリウム

　低カリウム血症は，CRRT においてはよく知られた合併症である．表1に示すように，市販されている補液のカリウム濃度は 2.0 mEq/L に設定されているため，理論的には 3 mEq/L を下まわる高度の低カリウム血症を生じる可能性がある．

　低カリウム血症は，心臓の興奮性の増大により不整脈・突然死の原因となる[1]．もともと，CRRT は心疾患を合併した患者に行われることも多く，低カリウム血症は大きな問題となる．

　対策としては，透析液・補液に KCl を混注しカリウム濃度を上昇させることにより，カリウムの除去量を減少させる．たとえば，2L のバッグのなかに 2 mL の 1 モル KCl を混注すると，K 濃度は 3.0 mEq/L となる．血中カリウム濃度をモニタリングしながら混注量を調整するが，通常は 3〜4 mEq/L に補正する．

　安全性を考慮すると，透析液・補液の K 濃度を調整するのが望ましいが，もし輸液ルートから KCl を投与する場合には，理論的には以下のような投与量となる．

　透析液・補液濃度のカリウムを補正せず 2 mEq/L で，濾液量（血液濾過器の濾液出口の流量）が 1 L/hr の場合，血漿 K 濃度を 4 mEq/L で維持するためには 48 mEq/day のカリウム投与が必要

となる.

❷ リン

リンは, 骨の主要な構成成分であるばかりではなく, ATPなどのエネルギー代謝あるいは蛋白のリン酸化による細胞機能など, 生体内でさまざまな重要な役割をもっている.

一方, 補液（透析液）にはリンは含まれないため, CRRT中には高度の低リン血症を認めることが多い.

RENAL Studyでは, 高効率のCRRTでより高頻度に低リン血症を認めているし, 著者らの施設における後ろ向き研究で, 通常の治療量〔濾過量 19.7 ± 8.9（8.53-70.0）mL/kg/hr〕のCRRTを行っている患者の約半数で 2.0 mg/dL 未満の低リン血症を認めることが明らかになっている[2].

補液中にはカルシウムが含まれリンはカルシウムとリン酸カルシウムをつくる可能性がある. 通常濃度のリン酸カリウムの混注では, 問題はないとする報告もあるが[3], 当院では, 血中リン濃度が 2.0 mg/dL 未満の場合には 1 mL/hr で, 血中リン濃度が 1.0 mg/dL 未満の場合には 2 mL/hr で, 中心静脈ルートからリン酸二ナトリウム（リン 0.5 mmol/mL）を投与している.

❸ マグネシウム

腎不全では, マグネシウム濃度は上昇しやすく, Acute Kidney Injury Network の RRT 導入試案[4] でも, 急性血液浄化の開始基準として高マグネシウム血症をあげている. このため, 補液のマグネシウム濃度は 1.0 mEq/L と低く設定してある.

一方, 血中の正常値は 1.3 ～ 2.2 mEq/L であり, カリウムに比較すると頻度は低いが, CRRT を行うと低下する可能性がある.

低マグネシウム血症では, Torsades de Pointes をはじめとする不整脈を認めることがある. CRRT中に不整脈を認め, 低マグネシウム血症を合併している場合には, 1 g の $MgSO_4$ を 1 時間程度かけて投与する.

そのほか注意が必要な電解質

❶ カルシウム

　CRRT 中には高カルシウム血症を認めることがある．高カルシウム血症の原因としては，表 2 のような原因が考えられ，とくに，補液中の Ca が高値であること（3.5 mEq/L）のほかに，TPN 中のビタミン D，A などの脂溶性ビタミンの過剰，あるいは不動などが原因となることが多い．

　わが国で現在市販されている補液は，Ca 濃度は 3.5 mEq/L のみであり，循環動態・呼吸状態など他の要因が許せば，Ca 濃度がより低い透析液を使用可能な間欠血液透析へ移行する．

　TPN 中の総合ビタミン剤では，いずれも脂溶性ビタミンを含んでいる．当院では，大塚製薬工場のオーツカ MV 注を使用し，水溶性ビタミンのみを含む 1 号注のみを TPN のビタミン剤として使用している．ビタミン K 不足が問題となることは少ないが，とくに抗生剤を使用している場合，閉塞性黄疸などビタミン K 不足を

表 2　高カルシウム血症をきたす疾患

・副甲状腺に関連するもの
原発性副甲状腺機能亢進症，リチウム，家族性低カルシウム尿性，高カルシウム血症
・悪性腫瘍に関連するもの
液性因子を産生する腫瘍（肺・腎臓），骨転移のある腫瘍（乳癌），血液腫瘍（多発性骨髄腫，リンパ腫，白血病）
・ビタミン D に関連するもの
ビタミン D 中毒，1αOH 産生疾患：サルコイドーシス，その他肉芽腫性疾患，特発性小児高カルシウム血症
・骨回転の亢進
甲状腺機能亢進症，不動，サイアザイド，ビタミン A 中毒
・腎不全に関連するもの
重症の二次性副甲状腺機能亢進症，アルミニウム中毒，ミルクアルカリ症候群

きたしやすい場合，血液凝固能のモニタリングは必要で，ビタミンK不足が疑われる場合には補充を検討する．

❷ ナトリウム

CRRTによってナトリウム濃度に異常をきたすことはまれである．これは補液・透析液のナトリウム濃度が140 mEq/Lと正常値に設定されているからである．

一方，高度の低ナトリウム，高ナトリウム血症でRRTを行う場合にはCRRTは急激な電解質の変化を起こしにくいため，非常に有効な方法である．間欠血液透析では電解質濃度の調整能力が高いため，ごく短時間でナトリウム濃度が正常化するからである．

【低ナトリウム血症が存在する場合】

低ナトリウム血症が存在する場合に急速にナトリウム濃度を補正すると，脱髄による中枢神経障害を呈する[5,6]．一方，高度の低ナトリウム血症に，高カリウム，尿毒症，アシドーシスなどRRTが必要な病態を合併している場合も多い．

こうした場合にはナトリウムを含まない輸液を行い，この分の除水を行う．透析液・補液によって負荷されるナトリウムを除去することで，ナトリウムの補正のスピードを抑えることが可能となる．

たとえば，血清中Na 110 mEq/Lで，濾過流量が1 L/hrの場合には補液・透析液から140−110 = 30 mEq/hrのナトリウムが補充される．図1に示すように，約250 mL/hrの5％糖液を輸注し，この分を除水することにより，CRRTによるナトリウム負荷がほぼ相殺される．循環動態が不安定で，5％糖液を輸注しても，除水ができない場合には，後希釈の補液として輸注しても同等の効果が得られる．

【高ナトリウム血症が存在する場合】

高ナトリウム血症が存在する場合にも，急速な補正は避けるべきである．ナトリウム濃度が160 mEq/Lである場合には，同じく濾過流量が1 L/hrの場合には20 mEq/hrのナトリウムが喪失する．10％NaClを12 mL/hrで投与することで，CRRTによるナトリウムバランスを維持することができる．

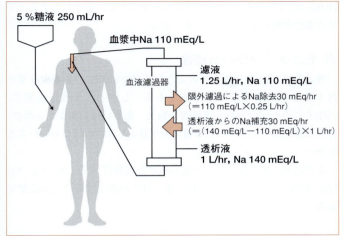

図1 低ナトリウム血症の患者におけるCRRT施行のストラテジー
限外濾過により過剰なNaを除去し，不足する水を自由水（5％糖液）で補充する．自由水の補充は後希釈として回路からの投与でも可能である．

❸ 重炭酸イオン

重炭酸イオンの補液中の濃度は35 mEq/Lに設定されている．一般的には，CRRTを必要とする場合には腎不全による代謝性アシドーシスがみられる．このため，HCO_3^-の補充と，不揮発酸の除去により，アシドーシスは補正される．

一方，ごくまれに，呼吸性アシドーシスに対して代謝性の代償が行われていて，さらに急速にAKIが生じたような場合には重炭酸イオン濃度が35 mEq/Lを超えている場合がある．このような場合にはAKIの進行のみならず，CRRTによる重炭酸の除去も，アシデミアを進行させる可能性がある[7]．

たとえば，HCO_3^- 45 mEq/Lであると，濾液流量1 L/hrであれば，10 mEq/hrの重炭酸が除去される．呼吸条件の設定で対応することが困難である場合には，理論的にはメイロン（約1 mEq/mL）を10 mL/hrで投与し，負荷されるNaについては，5％糖液

70 mL/hr を投与し，この分を除水することで，こうしたアシデミアの進行を抑制することが可能となる．

モニタリングの重要性

理論的に CRRT によって除去される量を計算し，必要投与量をおおよそ推測することは可能である．しかし，体液量の異常，CRRT 以外の部分からの電解質の喪失，あるいは負荷がある場合，とくに急性期では日々当初の補正量を修正しなければならないことも多い．

このため，すくなくとも上記にあげた電解質（Na，K，Ca，Pi，Mg，HCO_3^-）については最低でも1日1回測定することが必要である．

文 献

1) Pun, P. H. et al.：*Kidney Int.*, **79**：218-227, 2011.
2) Hanafusa, N. et al.：*J. Am. Soc. Nephrol.*, **21**：209A, 2010.
3) 澤田真理子・他：日本小児腎不全学会雑誌，**27**：95-97, 2007.
4) Gibney, N. et al.：*Clin. J. Am. Soc. Nephrol.*, **3**：876-880, 2008.
5) Adrogue, H. J. et al.：*N. Engl. J. Med.*, **342**：1581-1589, 2000.
6) Sterns, R. H. et al.：*Kidney Int.*, **76**：587-589, 2009.
7) 正路久美・他：腎と透析，67巻別冊 HDF 療法'09：167-169, 2009.

（花房規男）

memo

Ⅳ章 よりよい理解のために

1 CRRTの原理

● **POINTS**
◎CRRTは，CHDF，CHD，CHFに分けられる．
◎CRRTでは，持続的に治療を行うことにより除水速度，物質除去の速度が遅く，循環動態などに与える影響が少ない．
◎Dは透析を意味し，おもに小分子の除去に用いられる．Fは濾過を意味し，比較的大きな分子も除去される．
◎急性血液浄化においては，SLEDD，high-flow CHDFなど他の治療法も用いられる．

CRRTにおける物質除去の方法のうち，治療量の調整が可能なものに，拡散，限外濾過，および吸着がある．血液透析は拡散を，血液濾過は限外濾過で，おもに物質を除去する．その他，ヘモフィルタの材質によって，吸着による物質の除去が行われる．

拡散と限外濾過

❶ 拡 散

拡散は"透析"で使用される物質の除去方法で，小分子の除去に優れているが，大分子の除去は困難である．

物質は，濃度が高い方から低い方へ移動する性質がある．間欠血液透析，CRRTでも透析膜を介して血液と透析液とが接していて，血漿濃度と透析濃度との差で物質が移動する．このため，血漿中の濃度が透析液中の濃度より高い場合には血液から除去され，血漿中の濃度が低い場合には透析液から補充される．血液と透析液は流れているため，体内からは血液を介して物質がダイアライザー，ヘモフィルタに流れこみ，ここで透析液に物質が移動し，透析液とともに捨てられる．

拡散による物質の移動は，ダイアライザー，血液濾過器に血液と

透析液が流れさえすれば，物質が移動する．このため，除水をしなければ，血液量に変化がないため，補液が不要である．また，ダイアライザー，ヘモフィルタ内での血液の濃縮もみられないため，透析液流量は血流量による制限を受けない．

一方，拡散では電解質，尿毒素といった小分子はよく除去されるが，サイトカイン・ミオグロビンなどの分子量のより大きな物質は除去されにくいという特性がある（図1）．

❷ 限外濾過

限外濾過は"血液濾過"で使用される物質の除去方法で，小分子だけではなく，比較的大きな物質の除去も可能である．一方，限外濾過量と同じ量の補液が必要である．

ダイアライザー（ヘモフィルタ）には，中空糸が入っているが，その表面には微細な小孔があいている．この小孔は分子量20～30 kDaまでの物質は通過させることができる．

血液の側に陽圧をかけると，血液が濾過される．このとき水だけではなく，小孔を通過する分子量20～30 kDaまでの物質が一様に除去される．このように半透膜を使って溶質の一部を濾過することを限外濾過とよぶ．ここで重要なのは分子量が20～30 kDaまでの物質は分子量によらず一律に除去されるということである（図1）．

このため，拡散で除去しづらいサイトカイン・ミオグロビンなどの物質も除去される．除去量を増やすためには限外濾過量を増やさなければならないが，そのままだと体液量の減少をきたすため，補液が必要になる．また通常用いられる後希釈では，限外濾過量は血流量の30％程度まで（CRRTの場合には膜寿命を考慮すると概ね20％程度まで）という血流量による制限を受ける．

❸ 吸 着

吸着は，除去対象物質とヘモフィルタとの相互作用（物理・化学的特性に基づく）により物質を除去するものである．PMMA膜ではサイトカイン領域の分子量を持った蛋白を吸着することが示されている[1]．また，陰性荷電膜である，AN69では等電点が高く，血漿中では陽性荷電を持ち，血漿中濃度がごく低い蛋白（MCP-1,

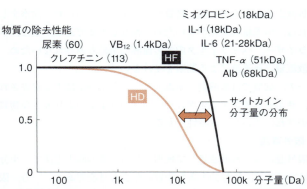

図1 血液濾過 (HF) と血液透析 (HD) との除去性能と各種物質の分子量 (模式図)
サイトカインのもつ分子量の領域では HF の除去性能が HD の除去性能よりも高い. 除去性能は透析液流量 (HD), 限外濾過量 (HF) に対する各分子量のクリアランスの比で示した.

TNF-α, HMGB-1 など) を吸着除去することが示されている[2].

いずれも, 血漿とヘモフィルタとの接触が吸着除去による除去を決定するため, 流量の調整よりは, ヘモフィルタの材質の選定が吸着による除去には最も大きく関与している.

治療法

CRRT の治療モードには CHDF (Continuous HemoDiaFiltration;持続血液濾過透析), CHD (Continuous HemoDialysis;持続血液透析), CHF (Continuous HemoFiltration;持続血液濾過) が存在する. CHDF は CHF と CHD とを同時に行う治療法である. 実際には CHDF が行われることが多いが, ここでは理解を助けるために CHD, CHF, CHDF の順に説明したい.

❶ CHD

CHD は拡散を使用する治療である. 透析は小分子除去に優れる. おもに CHD は腎補助療法として小分子の除去, 除水を行う.

CHD の回路を図2に示す. 間欠血液透析の回路と基本的には同

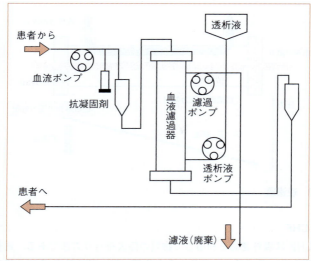

図2 CHDの回路図

じであり,ヘモフィルタに血液と透析液が流れ込み,透析が行われる.間欠血液透析とは治療継続時間が異なり,その結果,血流量,透析液流量が異なる.

間欠血液透析の場合には,透析液が大量に使用されるため,原液あるいは粉末から作成され,患者監視装置あるいは個人用透析装置でダイアライザーに供給される.透析液流量はほぼ一定で約500mL/minである.一方,CHDの場合には,透析液は一般的に血液濾過用の補液を使用し,装置に存在する透析液ポンプ,濾過ポンプで除水量だけではなく,透析液流量(通常1L/hr程度:20 mL/kg/h程度)を容易に変更することができる.

以上は理論的な説明であるが,実際には図3に示すような「逆濾過」と呼ばれる現象が生じている.ヘモフィルタの血液側の入口部分では透析側に比較して陽圧になっており,血液の出口部分では透析液側が相対的に陽圧になっている.このため,CHDといえども濾過による除去も関与していることが知られている[2].

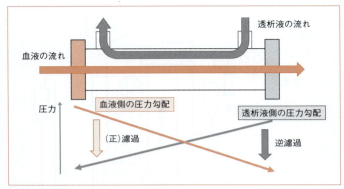

図3 逆濾過

❷ CHF

CHF は限外濾過を利用して物質の除去を行う方法である．透析と異なり，分子量が比較的大きな物質（20〜30kDa）まで一様に除去することが可能である．このため，尿素・電解質など小分子物質の除去が可能であるばかりではなく，CHF はサイトカイン・ミオグロビンなど小分子量蛋白の除去にも用いられる．

CHF の回路を図4に示す．積極的に限外濾過を行うため，ヘモフィルタで濾過を行い，不足分の細胞外液を補液として補う．注入部位によりヘモフィルタの前で補液を注入する前希釈と，ヘモフィルタの後で補液を注入する後希釈とが存在する．それぞれ表1に利点と欠点を示したが，通常の CRRT では補液の使用量が限られており，同じ量の補液を利用する場合，より効率がよい後希釈が用いられる．

❸ CHDF

CHDF は，CHD と CHF を同時に行う治療法で，わが国でもっとも一般的な治療法である．

図5に回路図を示した．透析液がヘモフィルタの中空糸の外側を流れるとともに，ヘモフィルタで限外濾過が行われる．このことによって，同じヘモフィルタで，拡散と限外濾過との双方による物

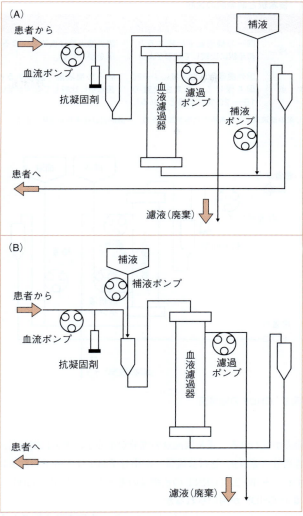

図4 CHFの回路図
A：後希釈，B：前希釈．

表1 後希釈と前希釈の比較

	後希釈	前希釈
利点	同一の補液量で比較すると，前希釈に比較して効率がよい．	限外濾過量は血流量による制限を受けない．
欠点	限外濾過量が血流量による制限を受ける（通常血流量の15〜20％が上限とされる）	同一の補液量で比較すると，後希釈に比較して効率が低い．

同じ量の補液量では後希釈の効率が高いため，一般的には後希釈が使用される．

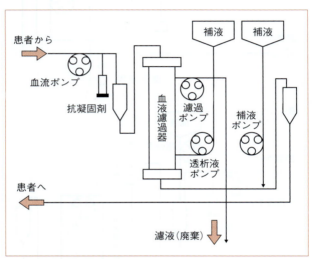

図5 CHDFの回路図

質除去が行われる．透析液流量の部分が小分子の除去に関与し，限外濾過分（濾液量−透析液流量）が小分子および大分子の除去に関与する（→ Ⅳ-2.「CRRTの治療量の考え方」を参照，p.106〜）．

❹ なぜCHDFが用いられるか

限外濾過は小分子から大分子まで一様に物質を除去することが可能である．このため，ヘモフィルタにおける濾液量が同じであれば，除去可能な物質の範囲はCHFがもっとも広い．しかし，一般

的に CHF は後希釈であるため，血流量による限外濾過の制限がある．わが国では血流量を遅く設定することが多いため（ただし血流量が遅い方が循環動態に対してよい影響をもつとするエビデンスはない），CHF のみで RRT としての十分な効率を得ることは一般に困難である．このため，CHD を加えた CHDF を行うことにより小分子クリアランスを確保しようとするのが CHDF である．

❺ 名 称

海外では脱返血ルートを記載した CVVH (continuous veno-venous hemofiltration：脱返血とも静脈ルートを使用)，CAVH (continuous arterio-venous hemofiltration：脱血に動脈，返血に静脈を使用) などと記載されることがある．しかし現在，合併症などの観点から脱血に動脈を使用することはまれであり，中心静脈に挿入されたダブルルーメンカテーテルをバスキュラーアクセスとして使用するのが一般的である．このため，日本急性血液浄化学会の用語集でも，脱血側に動脈を使用した場合のみ，CAVH などとアクセスルートを記載し，静脈を使用した通常のアクセスではアクセスルートは記載しないこととしている[3,4]．

一般的な治療量に比較して濾液流量を増加させる，あるいは透析液流量を増加させた治療が行われる場合がある．この際，流量が高いことを指し示すために，濾液量を増やす場合には (high/large) volume という単語を，透析液流量を増やす場合には (high) flow という単語をそれぞれ使用する．厳密な定義はないが，high volume の目安として 2 L/hr (35 mL/kg/hr) があげられている[3,4]．

🔵 その他の治療法

❶ High-flow CHDF

劇症肝炎などでは，通常の CHDF よりも透析液流量を増加させた CHDF が行われることがあり，High-flow CHDF とよばれる．

High-flow CHDF には，HF の補液を用いて透析液流量を一般的な治療量よりも増加させる場合と，間欠血液透析に用いられる，個人用透析装置を使用して透析液を作成し，ヘモフィルタに流す方法

がある．前者は装置が1台ですむというメリットがあるが，間欠血液透析ほどの透析液流量は得られない．一方，後者は透析液流量などの観点で，つぎの SLEDD（sustained low-efficiency daily dialysis）；持続低効率血液透析）にもつながる治療法であり，劇症肝炎に有効とする報告がある[5]．

❷ SLEDD（sustained low-efficiency daily dialysis）

海外でよく用いられる手法である．間欠血液透析でも使用される装置を利用し，多くの場合には，single pass で透析液を使用し，おもに血液透析モードで RRT を行うものである．

治療条件は海外でも施設による違いが大きい．多くの場合には8時間程度，血流量 100〜200 mL/min，透析液流量 100〜300 mL/min，毎日透析が行われる[4,6]．

一般的な透析装置を使用する場合には，透析時間8時間，血流量 120〜150 mL/min，透析液流量 300 mL/min，ダイアライザー PS 1.1〜1.3 m^2 のような条件になる．これに準じた処方で，国内の ICU で血液浄化療法を実施している施設も少なくないだろう．

CRRT に比較すると，血液透析の装置を使用するため，管理が容易であり，コストも安い[7]という利点がある．しかし，すくなくともわが国で使用する装置では，透析液を作成するための RO 水の供給が必要となる．医学的にも治療時間が CRRT の 1/3 であるため，除水速度は CRRT の場合の 3 倍となる．実際に，血圧に SLEDD と CRRT では差が観られなかったものの，低血圧のエピソードは CRRT の方が 1/2 であったとする報告もある[8]．

より速い除水速度に耐えられるかどうかの評価が可能であること，血液透析の装置が使用されることから，SLEDD は CRRT から間欠血液透析への橋渡し的治療と位置づけられている．

文　献

1) 山下明泰：日本血液浄化技術学会会誌，**18**：13, 2010.
2) Yumoto, M. et al.：*Ther. Apher. Dial.*, **15**：385-393, 2011.
3) 川西秀樹・他：ICU と CCU, **27**：S203-S205, 2003.

4) 日本急性血液浄化学会 編：日本急性血液浄化学会標準マニュアル．医学図書出版，東京，2013.
5) 織田成人・他：腎と透析，**63**：38-40, 2007.
6) Marshall, R. M. et al.：Sustained low efficiency or extended daily dialysis. *In*：Berns, JS. et al. eds. *UpToDate Online 18. 3.* Waltham：UpToDate, Inc. 2010.
7) Berbece, AN. et al.：*Kidney Int.,* **70**：963-968, 2006.
8) Kumar, VA. et al.：*Am. J. Kidney Dis.,* **36**：294-300, 2000.

（花房規男）

memo

2 CRRTの治療量の考え方

● POINTS
◎CRRTでは，拡散（小分子）と限外濾過（小分子と中分子），さらに吸着により物質が除かれる．
◎物質の除去を増加させるときには，濾過流量を増やす．小分子を中心に除去したい場合には透析液流量を増やし，大分子も除去したい場合には補液を増やす．
◎実際の体内からの除去については，分子量，半減期（内因性クリアランス），分布容量など物性が関与する．

補液・透析液の流量を決める原則

　CRRTによる物質除去は，CRRTの治療条件による部分と，体内での物質の動態に依存する部分がある．体内での物質の動態は目標とされる物質の種類や，病勢に依存するため，CRRTのみでは介入が困難で，たとえば敗血症に対する治療など，病因物質の産生・除去に対する介入も重要である．

　CRRTでは，拡散，限外濾過，吸着で物質が除去されるが，このうち拡散，限外濾過による除去量については，透析液流量・限外濾過量により決まる．このため，CRRTの治療量はおもに透析液流量，限外濾過量により調整を行う．こうした透析液流量・限外濾過量を決めるためには，それぞれの物質除去に対する効果を考慮する必要がある．

　また，臨床効果については，物質除去という工学的，理論的なミクロの視点だけではなく，疫学的検討・介入試験などの臨床研究の結果というマクロの視点も考慮する必要がある．

　さらに，保険請求可能な，補液・透析液流量には上限がある（15〜20L/day）ことにも留意しなければならない．

物質の除去

CRRT では，拡散と限外濾過による物質の除去が行われる．拡散は，BUN，カリウムなどの小分子の除去に関与し，限外濾過では小分子のみならず，ミオグロビン，サイトカインなど大分子の除去も可能となる．

表1には，拡散と限外濾過の特徴をまとめた．

❶ 拡 散

血漿濃度と透析液中の濃度に差がある場合には，拡散によって物質は濃度の高い方から低い方へ移動する（図1）．

表1 CRRT における拡散，限外濾過，吸着の特徴

	拡 散	濾 過	吸 着
特徴	血漿と透析液中との濃度差によって物質が移動する．	膜間圧力差（TMP）により血液濾過器で血漿成分を濾過し，水とともに物質を除去する．	除去対象物質とヘモフィルタとの相互作用（物理・化学的特性に基づく）により物質を除去する．
利点	透析液流量は血流量による制限がない（血流量によらず透析液流量を増加させることができる）．このため，治療あたり，単位時間当りのクリアランスが大きい．血液量の減少を伴わない．	小分子から大分子までの幅広い分子量の物質の除去が可能である．	血液量の減少を伴わず，透析液・補液が不要である．
欠点	分子量の比較的大きな物質の除去に劣る．透析液が必要である．	血液量が減少するため，補液が必要である．後希釈の場合，濾過量は血流量の20〜30％という上限があり，治療あたり，単位時間あたりのクリアランスは拡散より低い．	吸着可能な物質には特異性がある（ヘモフィルタの膜材質，被吸着物質の種類に依存する）吸着可能な物質量に上限がある．

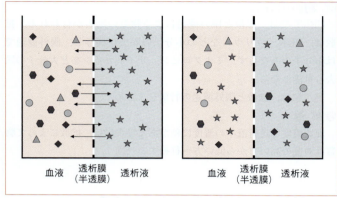

図1 拡散の模式図
血液（血漿）中濃度と透析液との濃度差が物質除去の駆動力となる．血液中の濃度が高い物質は血中から除去され，透析液中の濃度が高い物質は血中へ補充される．

表2には，一般的にCRRTで使用される補液中の各物質の濃度を示すが，腎不全で上昇しやすいカリウムは低く設定されており，リン，尿毒素については含まれていない．拡散によって血中から除去される．一方，腎不全で低下しやすいカルシウム，重炭酸イオンについては，それぞれ高く設定されており，血漿中へ補充される．

表2 CRRTで使用される代表的な補液の電解質濃度

陽イオン	mEq/L	陰イオン	mEq/L
Na^+	140	Cl^-	111.5
K^+	2.0	HCO_3^-	35
Ca^{2+}	3.5	Acetate	0.5
Mg^{2+}	1.0		
ブドウ糖		100 mg/dL	

※腎不全で上昇しやすい，カリウムは低く，リンは含まれていない．一方，腎不全で低下しやすい，カルシウム，重炭酸イオンについては高く設定されている．

拡散による物質除去効率（クリアランス）は，血漿流量（Q_P），透析液流量（Q_D），ヘモフィルタの性質（総括物質移動面積係数：KoA）に依存し，これらの中で最も流量が少ないものが，クリアランスを決める律速段階となるという性質がある．

一般的な CRRT の条件・ヘモフィルタでは（Q_P 60 mL/min（血流量 80 mL/min），Q_D 10 mL/min，KoA $\sim$ 100 mL/min），小分子に関するクリアランスについては透析液流量（Q_D）がもっとも小さな値をとるため，クリアランスは透析液流量に依存し，通常はほぼ等しくなる[1]．

一方，大分子については，KoA がもっとも小さくなり，血流・透析液流量とは無関係に，除去することはできない．小分子の除去効率を増加させたい場合（高カリウム血症など）には，透析液流量を増加させる．なお，$Q_D > 1/2\,Q_P$，$1/2\,$KoA の領域では（たとえば，Q_D 50 mL/min（3L/h），Q_P 70 mL/min（Q_B 100 mL/min）などでは）クリアランスに Q_P，KoA が関与するようになり，Q_D の増加に比べクリアランスの増加が鈍くなる[2]．

❷ 限外濾過

ヘモフィルタには分子量 20 〜 30kDa 程度の物質までは通過させることができる小孔が存在する．このため，ヘモフィルタで血漿を濾過すると，小孔を通過する分子量が 20 〜 30 kDa までの物質は一様に濾過される（対流輸送）（図2）．こうした物質では，濾液中の濃度は血漿中濃度と等しくなるため，大分子も含めたクリアランスは，限外濾過量に等しくなる[1]．

ミオグロビン，サイトカインなどは，分子量は 10 〜 20kDa に分布するため，限外濾過を増加させることで，クリアランスが増加する．

しかし，限外濾過の場合には，物質は水溶液として水と一緒に除かれる．限外濾過量を増加させようとすると，血漿量（細胞外液量）が減少してしまうため，細胞外液による補液が必要となる．補液はヘモフィルタの前（前希釈）か，後（後希釈）のどちらでも注入することは可能である．しかし，同じ補液量であれば，後希釈の方が

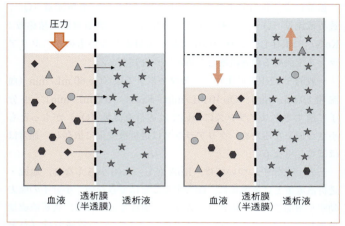

図2 限外濾過
血液側に陽圧をかけることで，濾過膜を介して物質が移動する．分子量によらず，濾過膜の小孔を通過する物質は一様に除去される（対流輸送）．

効率が高いため，一般的には後希釈法が行われる．後希釈法では，限外濾過量が増加すると，ヘモフィルタ内で血液が過濃縮するので，限外濾過量は血流量による制限を受ける．血漿流量の1/2を超えた限外濾過（おおよそ血流量の30％に相当）は理論上できないし，当院ではヘモフィルタの寿命を考慮し，限外濾過量は血漿流量の1/4，血流量の約15％程度に抑えている．

❸ CHDFのクリアランス

CHDFでは，透析液を流しながら限外濾過も行うため，拡散と限外濾過の両方の作用により物質が除去される．小分子・大分子で分けて考えると，それぞれのクリアランスは，拡散によるもの，限外濾過によるものの和として考えられる．

このため，図3に示すように，小分子については濾過流量が，大分子については濾過流量から透析液流量を除いたものになる．

たとえば，濾過量1,000 mL/hr，補液量300 mL/hr，透析液流量600 mL/hrの場合（除水速度100 mL/hr），小分子クリアランスは，

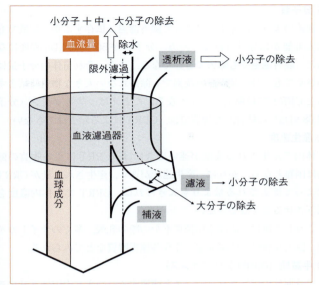

図3 CHDFによるクリアランス
　拡散による部分（透析液流量）は小分子の除去にかかわり，限外濾過による部分（濾液－透析液流量）は大分子の除去に関与する．なお，図を描きやすくするため，透析液の流れる向きを逆にしてある（実際には透析液と血液の流れる向きは逆である）．

ほぼ1,000 mL/hr（＝濾過量），大分子クリアランスは，ほぼ400 mL/hr（＝濾過量－透析液流量＝限外濾過量）となる．

　なお，実際にはⅣ-1．「CRRTの原理」（p.96～）で示したような「逆濾過」が生じるので，CHDでも大分子は一部除去される．

体内からの物質の除去

　体内から物質を除去する際，CRRTの治療量だけではなく，物質側の因子も，その除去には大きく関与する．物質側の因子としては，分子量，産生速度，半減期（内因性クリアランス），分布容量が関与する．

❶ 分子量

　前述のように,分子量によって限外濾過に依存するか,拡散でも除去可能かに分けられる.一方,分子量が 50 〜 60 kDa 程度になると,限外濾過でも除去できなくなる.また,それ自体の分子量は小さくても,分子量が限外濾過でも除かれない大きな物質に結合すると CRRT では除去できなくなる.たとえば,アルブミン(分子量 68 kDa)に結合した物質では,CRRT による除去はできない.

❷ 産生速度

　体内で産生される速度が速い場合には,CRRT による物質の除去は困難となる.かりに,産生速度が速く,産生される量が CRRT によって除去される量よりも大きければ,CRRT では体内濃度を低下させることはできない.

　こうした例は,高度末梢循環不全の際の乳酸,多くのサイトカイン,巨大な腫瘍の腫瘍崩壊に伴う各種電解質などでみられる.

❸ 半減期(内因性クリアランス)

　半減期は内因性クリアランスと関連する.つまり内因性クリアランスが(実際にはつぎの分布容量と比較して)高ければ,半減期は短くなるし,内因性クリアランスが低ければ,半減期は長い.

　内因性のクリアランスが高ければ,CRRT によって除かれるよりも,さきに体内で分解される.こうした物質では CRRT を行っても体内濃度には大きな影響はない.たとえば,内因性のクリアランスが高い物質としては,カテコールアミン,多くのサイトカインなどがあげられる.このため,カテコールアミンの投与量は CRRT の施行の有無による違いはほとんどない.

❹ 分布容量

　分布容量とは,体内で除去の対象となる物質が分布する容積をいう.CRRT をはじめとする血液浄化療法では,血漿中からしか物質を除去できない.分布容量が大きな物質では血漿外に存在する部分が大きく,CRRT など血液浄化療法での除去効率は低い.

❺ 物質側の因子をもとにした補液・透析液量

　定量的な除去効率の算出は,本項の範囲を超えるが,一般的に,

分子量が小さく，産生速度が遅く，内因性クリアランスが小さく，分布容量も小さな物質はCRRTでよく除去される．一方，分子量が大きいか，産生速度が速いか，内因性クリアランスが大きいか，分布容量が大きいかのいずれかを満たす物資では，CRRTによる除去量が小さい．こうした物質を除かなければならない場合には，分子量が大きいものは限外濾過を積極的に使用する（補液量を増加させる）し，分子量が小さい場合には濾過量（透析液流量）を大きくとる必要がある．

疫学的・介入試験の結果による設定

CRRTの治療量と予後との関連がいくつか報告されている．近年では，すくなくとも濾過流量が20 mL/kg/hr以上の範囲では，濾過流量を増加させても予後との関連はみられないということが明らかになっている．

2000年にイタリアのRoncoらが，AKI患者を対象として濾過流量を25，35，45 mL/kg/hrに割り付け，予後との関連を検討した．35と45 mL/kg/hr群との間には差がみられなかったが，25 mL/kg/hrは他の群と比較して有意に予後が悪かったと報告した[3]．

一方，その後の検討で2008年には20と35 mL/kg/hrとの比較[4]，2009年には25と40 mL/kg/hrとの比較で，濾過流量が高い群，低い群との間に予後の差はみられなかった[5]．

実際には，後述のようにわが国でも保険請求上，透析液・補液流量の上限が設定されていることから，従来海外に比較しても低流量で行われており，予後に関しては遜色がないことが示されている．なお，当院での後ろ向きの検討においても濾過流量の平均値は19.7 mL/kg/hrであった[6]．さらに，2007年に公表された23カ国のICUを対象とした調査でも，濾過流量の中央値は20.4 mL/kg/hであったとされている[7]．このように，実際の診療で一般的な治療量が，介入試験でも予後を悪化させないということが示されたことになる．

保険診療上の問題点

CRRT における補液・透析液量には保険上 2 つの問題がある．

ひとつは，使用可能な液量に上限が設定されていて，1 日当り 15 〜 20 L とされている．

もうひとつは，サブラッド，HF ソリタなど CRRT に使用される液はいずれも"補充液"としての扱いで，本来は透析液としては使用できないという点である．

前者については施設による相違があり，保険診療上の範囲内を厳守する施設，濾過流量を 20 mL/kg/hr 程度として保険診療の範囲を超えて補充液を使用している施設もある．

後者については，実際には CRRT モードとしては CHDF がもっとも多い．"補充液"を透析液としても利用しているという実態がある．

文 献

1) 峰島三千男：ICU と CCU, **29**：S87–S89, 2005.
2) Brunet, S. et al.：*Am. J. Kidney Dis.,* **34**：486–492, 1999.
3) Ronco, C. et al.：*Lancet,* **356**：26–30, 2000.
4) Palevsky, P. M. et al.：*N. Engl. J. Med.,* **359**：7–20, 2008.
5) Bellomo, R. et al.：*N. Engl. J. Med.,* **361**：1627–1638, 2009.
6) Hanafusa, N. et al.：*J. Am. Soc. Nephrol.,* **21**：209A, 2010.
7) Uchino, S. et al.：*Intensive Care Med.,* **33**：1563–1570, 2007.

（花房規男）

memo

3 CRRT 終了のタイミング

● POINTS
◎CRRTの終了は間欠的治療への移行とRRTからの離脱の2通りの場合に検討される．
◎間欠的治療への移行は循環動態の安定が必須で，移行後の水分バランスに注意する．
◎RRTからの離脱は尿量とクレアチニンによる腎機能評価をもとに検討するが，不確かな要素が多数あることを念頭におき，総合的に判断すべきである．

CRRTの終了は，①非維持透析症例において腎機能が回復して腎代替療法（RRT）から離脱可能となった，②非維持透析症例において腎機能回復は得られてないものの循環動態が安定して間欠的血液透析に移行する，③維持透析症例が同様に循環動態の安定を得て間欠的血液透析に移行する，の異なる3つの状況において判断される．すなわち，持続的から間欠的への移行の判断と，RRTからの離脱が可能かどうかの判断という2つの要素を考慮する必要がある．

間欠的治療への移行

循環動態の不安定な症例がCRRTの適応であることを考えると，CRRT開始時の循環動態から回復していることが間欠的治療へ移行する絶対条件である．近年行われた急性腎障害（acute kidney injury：AKI）に対する治療量を検証する多施設ランダム化比較試験 VA/NIH ATN study[1] においては，治療のモダリティを血行動態が安定していれば間欠的血液透析，血行動態が不安定であればCRRTあるいはSLEDDを選択するプロトコールを採用している．その判断には，SOFAスコアのうちcardiovascularの項目が0〜

表1 SOFAスコア Cardio Vascular System

血圧低下なし,昇圧剤なし	0
平均血圧 < 70 mm/Hg	1
ドパミン投与（5 γ以下） あるいはドブタミン投与（投与量問わず）	2
ドパミン投与（5 γ以上） あるいはノルアドレナリン・ボスミン投与（0.1 γ以下）	3
ドパミン投与（15 γ以上） あるいはノルアドレナリン・ボスミン投与（0.1 γ以上）	4

（γ = μ g/kg/min）

2であれば,前者を3以上であれば後者を選択することとなっている（表1）.VA/NIH ATN study は米国における実際の臨床プラクティスを研究プロトコールに反映するようにデザインされており,わが国と状況が異なる点もあるが,参考になる.

さらに CRRT の最大の利点のひとつである緩徐かつ確実な除水から,間欠的治療による除水に移行しても必要な輸液をしたうえで体液バランスが保たれるかどうかを考えなくてはならない.CRRT にて 100 mL/hr の除水を継続した場合,100 mL/hr × 24 hr × 7日 = 16.8 L/wk のマイナスバランスが得られるが,間欠的治療では 1 回当り 2 ～ 3.5 L × 週 3 回と計算すれば,最大でも 10 L/wk 程度の除水しか行えない.末期腎不全でなければ利尿薬投与により尿量を増加させ,適切な輸液量および水分摂取量を検討してから移行する必要がある.

RRT からの離脱 （表2）

RRT から離脱しても電解質,酸塩基平衡および尿毒症の管理が可能かどうかを判断するのに一定の基準は存在しない.これまでの観察研究によれば,RRT 離脱時における尿量,血清クレアチニン濃度,RRT を必要としていた期間,SOFA スコア（=重症度）などが独立した予測因子として報告されている[2,3].実際には,尿量,

表2 CRRT 離脱のめやす

測定項目	
尿量	30 mL/hr 以上,利尿薬投与下では 100 mL/hr 以上
体液量	過剰な in over が解除されている
血清クレアチニン	数日間一定であったものが CRRT の条件設定変更なしに低下(spontaneous fall)
クレアチニンクリアランス	6 時間クリアランス測定で 20 mL/min 以上
尿細管障害マーカー	CRRT 発症後より低下傾向にある

体液量,血清クレアチン濃度・クレアチニンクリアランスなどを参考に総合的に判断する.

❶ 尿量

2004 年に Acute Dialysis Quality Initiative(ADQI)から提唱された RIFLE 基準[4]によれば,0.5 mL/kg/hr 以下の尿量が 6 時間持続した時点で AKI と診断することとされており,体重を 60 キロとすれば,30 mL/hr 以上の尿量が数時間保たれれば離脱を考慮してよいと思われる.Uchino らの報告によれば,RRT 離脱予測因子としての尿量の cut-off 値は利尿薬投与時で 2,330 mL/day,利尿薬非投与で 436 mL/day であった[3].これは RRT 離脱を考慮する際に,おもにループ利尿薬を開始して尿量 100 mL/hr 程度確保されれば離脱可能と判断する実地臨床の感覚と合致している.

❷ 体液量

体液過剰状態が十分に解除されているかどうかについても検討する.とくに敗血症症例などにおいて fluid resuscitation がなされた場合,10L 以上の in over で数日管理されていることがある.尿量がある程度確保されていても,肺水腫の状態が残存して人工呼吸管理からの離脱が行われていない場合などは,RRT を継続する必要がある.

❸ 血清クレアチニン濃度・クレアチニンクリアランス

筋肉組織においてクレアチンから産生されて血中に放出されたクレアチニンは，CRRTによって持続的に除去されるとともに，自身の腎においても濾過されている．この出納バランスが血清クレアチニン濃度を規定している．したがって，CRRT施行下において，連日血清クレアチニン濃度が上昇していればクレアチニンの産生がCRRTと腎からの除去を上まわっており，CRRTの処方変更を検討する．一方，血清クレアチニン濃度が，すくなくとも3日以上同じレベルにあれば，産生と除去が同程度であると判断できる．CRRTの処方を変更しない状況で数日間一定であった血清クレアチニン濃度が，急に低下することがある（spontaneous fall）．これは腎機能が回復していることを意味する．前述のVA/NIH ATN studyでは，尿量が30 mL/hr以上あるいは血清クレアチニン濃度の低下（spontaneous fall）が認められた場合，6時間蓄尿によるクレアチニンクリアランスを測定し，20 mL/min以上あればCRRTを離脱，12 mL/min以下であれば継続，中間は担当医の判断にゆだねる，というプロトコールを採用している．

AKIあるいは進展した慢性腎不全においては，クレアチニンが糸球体濾過のみならず尿細管からの分泌によっても尿中に排泄され，その結果，算出されたクレアチニンクリアランスが実際の糸球体濾過量（GFR）よりも大きくなる．一方，6時間の経過であっても血清クレアチニンが低下しつづけた場合，計算式に代入する血清クレアチニン濃度の選択によっては，GFRの過大・過小評価が生じうる．腎機能がダイナミックに変動しているAKIの状況下では血清クレアチニン濃度およびクレアチニンクリアランスの信頼性は著しく低いことは周知の事実であるが，他に適当な評価項目が存在しないことから，このような背景を理解したうえでCRRT離脱の判断材料とする．

❹ 尿細管障害マーカー

AKIにおける病態の中心は，これまで尿細管壊死とよばれていた尿細管上皮細胞障害が主体であり，GFRに加えて尿細管障害マー

カーを測定することも CRRT 離脱の判断の一助となる．わが国では N-acetyl-β-D-glucosaminidase（NAG）や a_1 ミクログロブリン，L 型脂肪酸結合蛋白（L-FABP）などが測定できる．近年，好中球ゼラチナーゼ結合性リポカリン（NGAL）といった新規バイオマーカーも開発されている．これらのマーカーを用いた RRT 離脱における検討は臨床研究の段階であり[5]，今後の成果に期待したい．

文 献
1) Palevsky, PM. et al.：*N. Engl. J. Med.,* **359**：7-20, 2008.
2) Wu, VC. et al.：*Intensive Care Med.,* **34**：101-108, 2008.
3) Uchino, S. et al.：*Crit. Care Med.,* **37**：2576-2582, 2004.
4) Bellomo, R. et al.：*Crit. Care,* **8**：R204-12, 2004.
5) Sumida, M. et al.：*Circ J.,* **78**：1891-1899, 2014.

（土井研人）

memo

4 急性腎障害重症度分類

● POINTS
◎血清クレアチニン値 0.3 mg/dL の上昇は，入院患者生命予後に独立に関与している．
◎AKI 重症度分類の中で KDIGO が最も検出力が高い．
◎KDIGO では AKI と CKD の間に AKD という病態を提唱している．
◎AKI では eGFR は不正確なため用いない．
◎重症度分類より更に早期の AKI 検出をめざしてバイオマーカー開発が行われている．

腎臓が何らかの障害を受けて，腎機能が急速に悪くなっていく過程で，腎機能障害が機能的にも病理学的にも確実な病態をもって急性腎不全（ARF：acute renal failure）と診断していた時代から，現代ではその過程を早期に診断するために従来よりもわずかな血清クレアチニン値の上昇に注目して，それを急性腎障害（AKI：acute kidney injury）と診断している．AKI では，病態を腎機能廃絶に向けた時間軸にそった分類を行って，臨床に反映させようとしている．図1をイメージするとわかりやすい．

KDIGO 分類について

より早期に急性腎不全を診断し，治療介入する目的で上記の AKI という概念が，Acute Dialysis Quality Initiative（ADQI）group および Acute Kidney Injury Network（AKIN）により提唱され，まず RIFLE（Risk, Injury, Failure, Loss, and End-stage Kidney）重症度分類が，続いて AKIN 重症度分類が作製され，広く用いられるようになった（表1）．これらの分類では，早期のわずかな血清クレアチニン値の上昇を通じての腎機能障害を患者生命予後へのリスクとして捉えている．これは，Glenn Chertow の

急性腎障害重症度分類

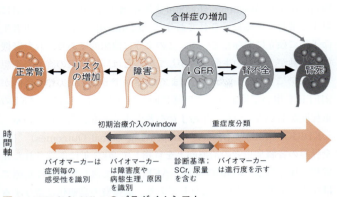

図1 ARF から AKI へのパラダイムシフト

表1 AKI の重症度分類

RIFLE	GFR 基準 (1週間以内)		尿量基準	血清 Cr 上昇 (48時間以内)	AKIN
	血清 Cr 上昇	GFR 低下			
Risk	1.5倍	25%	0.5 mL/kg/h 未満が6時間	0.3 mg/dL 以上 or ベースラインの 1.5〜2倍	Stage 1
Injury	2倍	50%	0.5 mL/kg/h 未満が12時間	ベースラインの 2〜3倍	Stage 2
Failure	3倍以上, or 4 mg/dL 以上で 0.5 mg/dL 以上の急性上昇	75%	0.3 mL/kg/h 未満が24時間 or 無尿12時間	ベースラインから 3倍以上 or 4 mg/dL 以上で 0.5 mg/dL 以上の急性上昇	Stage 3
Loss	AKI が4週間以上遷延				
ESKD	3ヵ月以上続いた場合				

AKI の重症度を RIFLE では Risk, Injury, Failure, Loss, ESKD と分類し, AKIN では Stage 1, 2, 3 と分類して治療成績評価への反映を図っている. RIFLE では値の変動での評価を許容している. また Failure が CKD に発症した場合 (acute-on-chronic) は RIFLE-Fc とし, 尿量基準で分類した場合は RIFLE-Fo (無尿) と示すことを推奨している. 黒枠は RIFLE, 赤枠は AKIN の分類を示す. 今までのところ RIFLE 分類でのエビデンスが先行している.

Brigham and Women's Hospital 入院症例 9,210 名の前向き検討に対する解析で明確に示されており[1]、0.3 mg/dL の上昇は、患者生命予後に独立に関与している。このように臨床的にありふれた腎機能の変動が、患者の生命を脅かしているとは、臨床家の誰もが予想し得ないことであった。これまで世界中で 50 万人以上の症例が RIFLE を用いて検証されて一様に同じ傾向を示しており、AKI の重症度が上がるにつれて生命予後を脅かすことも証明されている。

KDIGO (Kidney Disease：Improving Global Outcomes) は、全世界の腎臓病患者の治療向上を目指して 2003 年に創設された非営利団体である。KDIGO では、AKI について決して特殊な病態ではなく、疾患の重症化に寄与しており、医療費の高額化に寄与することを述べるとともに、AKI は早期発見や予防が可能である一方で、予防法や診断や治療にはまだまだ多様性があるため、ガイドラインによる介入効果が充分に期待できるとしている。KDIGO では CKD (chronic kidney diseases) ガイドラインで収めた成功をもとに、同様の取り組みを AKI に対して行い、RIFLE と AKIN の AKI 基準を統合する形で KDIGO の AKI ガイドラインを示した。また、KDIGO は AKD (Acute Kidney Diseases and Disorders) の疾患概念を提唱している点は興味深い。これは、AKI の分類の時間軸にのらない推移で回復する経過を示す AKI が実際にはあることに配慮した概念である。CKD は腎機能障害が 3 カ月以上にわたって続くことで診断が下される。AKI や AKD から CKD へと移行する症例もしばしば経験することと思う。そして CKD の中で AKI や AKD としての発症経過をとる症例もよく知られている。

KDIGO のガイドラインについて概説しよう。表 2 のように KDIGO はどちらかというと AKIN に似ている。その留意点は、

① 血清クレアチニン値＞0.3 mg/dL を 48 時間以内に認める。
or
② ベースライン血清クレアチニン値から 1.5 倍以上の上昇を発症日または発症日と想定される日から 1 週間以内に認める。
or

表2 KDIGO の重症度分類

Stage	血清 Cr 上昇	尿量基準
1	ベースラインから 1.5～1.9 倍以上 or 0.3 mgdL 以上の上昇	0.5 mL/kg/h 未満が 6～12 時間
2	ベースラインから 2.0～2.9 倍以上	0.5 mL/kg/h 未満が 12 時間以上
3	ベースラインから 3.0 倍以上 or 4.0 mg/dL 以上の上昇 or 血液浄化療法 18 歳未満の症例の場合：eGFR < 35 mL/分/$1.73 m^2$ の低下	0.3 mL/kg/h 未満が 24 時間以上 or 無尿 12 時間以上

・Stage 1 は，(血清クレアチニン値＞0.3mg/dL を 48 時間以内に認める) or (ベースライン血清クレアチニン値から 1.5 倍以上の上昇を発症日または発症日と想定される日から 1 週間以内に認める) or (尿量が 6 時間で 0.5 mL/kg/h 以下である) により診断する．
・重症度分類は最大値をもって分類する．

③ 尿量が 6 時間で 0.5 mL/kg/h 以下である．

が示されれば AKI と診断できるとした点にある．つまり，血清クレアチニン値の閾値は AKIN を採用し，診断期間は RIFLE を採用して合体させたものとなっている．重症度は最大値をもって分類する点は従来通りで，RIFLE にあった GFR に関する評価は血清クレアチニン値からの推定値ベース（eGFR：estimated GFR）になってしまうので正確性を欠くため削除となっている．

重症度分類の運用

それでは，実際に AKI の重症度分類を運用してみよう．ここでは表3 を用いて，まずそれぞれの症例が，RIFLE 分類の Risk または AKIN 分類の Stage 1 に該当するかどうかを検討してみよう．それにより，重症度分類の微妙な違いを実感できるであろう．発症前のベースラインの血清クレアチニン値が分かっている場合は，それを表中に示した．

表3 血清クレアチニンの推移と AKI 診断

症例	Baseline	Day 1	Day 2	Day 3	Day 7	RIFLE	AKIN
A	1.0	1.3	1.5	2.0	1.0	Yes	Yes
B	1.0	1.1	1.2	1.4	1.0	No	Yes
C	0.4	0.5	0.6	0.7	0.4	Yes	No
D	?	3.0	2.6	2.2	1.0	Yes	No
E	?	1.8	2.0	2.2	1.6	?	Yes
F	?	3.0	3.1	3.0	2.9	?	No

・RIFLE Risk（ただし，1週間以内の変動）
・AKIN Stage1（ただし，48時間以内の上昇）
・？は，AKI 発症前の baseline 血清クレアチニン値が不明であることを示す．
・KDIGO の Stage 1 で運用するとどうなるか考えてみよう．

まず症例 A では，48時間以内に両方の分類を満たす．B では，1週間以内に血清クレアチニン値はベースラインから 50% 以上の上昇を認めず，RIFLE では診断がつかない．一方，AKIN では Day 1 から Day 2 の 48時間以内に血清クレアチニン値 0.3 mg/dL 以上の上昇を示し AKI の診断ができる．逆に C では，ベースラインから 50% 以上の上昇を認めるため RIFLE の Risk の診断がつくのに対して，経過中 48時間以内に 0.3 mg/dL 以上の上昇を示さないため，AKIN 分類では診断できない．

D から F はベースラインの血清クレアチニン値が分かっていない．D では一週間の経過で血清クレアチニン値が 1.0 まで低下しており，これをベースラインと見なすことで RIFLE では診断がつくが，AKIN 分類では上昇をもとに診断しているので診断がつかない．E では，ベースラインがよく分からないが，Acute on CKD と考えて血清クレアチニン値のベースラインが 1.6 mg/dL としても 50% の上昇は認められないため RILFE では診断がつかない．AKIN では Day 1 から Day 3 へ 0.3 mg/dL の上昇があるので，Stage 1 の診断がつく．そして F は，両方の分類を当てはめても診断が付けられないことが分かる．

それでは，KDIGO 分類で考えてみよう．症例 A 〜 C と E の判

断は問題ないであろう．D は，「ベースライン血清クレアチニン値から 1.5 倍以上の上昇を発症日または発症日と想定される日から 1 週間以内に認める」という基準に準じて，Day7 の血清クレアチニン値 1.0 mg/dL がベースと想定して，そのベースからの上昇は恐らく一週間以内であったという考え方で診断することになる．F は診断がつかないことは同様である．ここで分かることは，KDIGO 分類を用いると表 3 の A～E 全ての症例で AKI として診断を下せるようになることで，明らかに RIFLE や AKIN の重症度分類よりも，検出力が高まることである．

おわりに

　急性腎障害のこれらの重症度分類の限界についても知っておく必要がある．その第一は，診断から治療に結びつきにくいことである．従来からの腎前性，腎実質性急性腎不全の鑑別診断表は，BUN/Cr や FE_{Na} をはじめとした評価を行うことで治療を開始することができた．つまり，腎前性であればボリューム負荷を行うなどである．重症度分類では，診断から治療へと結びつけにくい．第二に，臨床的遭遇率の高い造影剤腎症（contrast medium-induced AKI）では，AKI 重症度分類とは別の評価で臨床検討を行っていて，その数も多いため新たな検討を AKI 重症度分類で実施した場合に，既報告との比較を行いにくい．第三は，あくまでも血清クレアチニン値を中心とした運用であるということである．造影剤腎症のように発症機転の明確な AKI で分かるように，48 時間をピークに上昇することが多い．そして，健常人の eGFR が突然 90 から 10 に減じた場合をシュミレーションした，Waiker の解析でも，eGFR 10 の状況下で血清クレアチニン値は 1 週間かけて 6.8 mg/dL まで上昇していく（Ⅵ-6.「バイオマーカーを用いた CRRT」の図 1 を参照，p.253）[2]．

　このように血清クレアチニン値で判断している限りは，重症度分類を整備しても早期介入に向けた早期発見のための golden time を逃しているといっても過言ではない．そのため，AKI バイオマーカーの開発が急務とされている．

文 献

1) Chertow, G. M. et al.: *J Am Soc Nephrol*, **16**: 3365-3370, 2005.
2) Waikar, S. S., Bonventre, J. V.: *J Am Soc Nephrol*, **20**: 672-679, 2009.

(野入英世)

V章 CRRTの適応

1 腎疾患：AKI に対する CRRT

● POINTS
◎ICU において発症する多臓器不全に合併した急性腎障害は AKI と呼ばれるようになり，これまで急性腎不全（acute renal failure：ARF）とよばれていた病態と異なる．
◎AKI に対する早期介入が予後改善をもたらすことが期待されている．
◎AKI は CRRT を早期に開始するのに適した病態であると考えられるが，その有効性を示すエビデンスが待たれる．

Acute kidney injury（AKI）とは，ICU にて敗血症あるいは多臓器不全に伴って発症する急性の腎障害を意識した概念であり，急性腎不全（ARF）としてこれまで認識されていた，障害臓器が腎に比較的限局している病態とは異なる．さらに，Failure（機能不全）を Injury（損傷・障害）と言い換えることで，より早期に腎障害を検出して治療介入による効果を得ようという発想が根底にある（図 1）．

本項では，AKI における CRRT の適応について述べる．

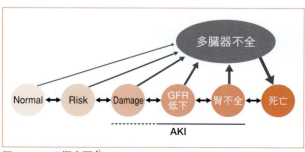

図 1　AKI の概念図[1]

● いつ CRRT の適応と判断するのか？

　一般的には，急性，慢性腎不全を問わず腎代替療法（renal replacement therapy：RRT）の適応として，①治療抵抗性の溢水・肺水腫，②高カリウム血症，③代謝性アシドーシス，④尿毒症症状（心膜炎，意識障害，尿毒性神経症など）があげられている．国際 AKI 研究ネットワークである Acute Kidney Injury Network（AKIN，http://www.akinet.org/）からは開始時期についての基準が提唱されている（表1）[2]．これらの基準は数時間以上放置すると致命的な状況に陥る病態であり，絶対適応と考えられる．

　急性腎不全症例に対して人工透析療法による救命がはじめて成功したのが 1945 年であるが，その後 1960 〜 1970 年代の臨床研究によって，腎不全が高度に進展して尿毒症症状が明らかになる前（BUN 100 〜 150 mg/dL 程度）に透析療法を開始することで生存率が改善することがすでに明らかにされている[3]．さらに，低い BUN レベルでの CRRT 開始が生存率あるいは腎機能回復率を改善しうるのかについても，その後複数の臨床研究が行われた（表2）．早期に CRRT を開始した群のほうにおいて予後がよい傾向にあるとの報告が多いが，その多くが観察研究であることに注意したい．ランダム化試験では予後改善効果が証明されていない[4]．

表1 AKI における RRT 開始の絶対適応

適　応	指　標
代謝異常	BUN > 100 mg/dL 心電図異常を伴う高カリウム血症（K > 6.0 mEq/L） 無尿，深部腱反射消失を伴う高マグネシウム血症（Mg > 8 mEq/L）
アシドーシス	pH < 7.15 メトフォルミンによる乳酸アシドーシス
体液過剰	利尿薬抵抗性の乏尿・無尿

表2 CRRT/IHD 開始時期についての臨床検討

	デザイン	症例数	治療方法	透析開始時 BUN (mg/dL)		生存率 (%)	
				Early	Late	Early	Late
Parsons et al. (1961)	後向き研究	33	IHD	120〜150	200	75	12
Fischer et al. (1966)	後向き研究	162	IHD	152	231	43	26
Kleinknecht et al. (1972)	後向き研究	500	IHD	93	164	73	58
Conger et al. (1975)	前向き研究	18	IHD	50	120	64	20
Gettings et al. (1999)	後向き研究	100	CRRT	43	95	39	20
Splendiani et al. (2001)	後向き研究	66	IHD, CRRT	Cre 3.6	Cre 8.0	57	77
Bouman et al. (2002)	前向きランダム化	106	CRRT	47	105	72	75
Liu et al. (2006)	前向き観察研究	243	IHD, CRRT	47	115	65	59
Bagshow et al. (2009)	前向き観察研究	1,238	CRRT	48	87	53	71
				Cre 2.6	Cre 4.4	63	61

CRRTの適応を判断するに際して，BUNや血清クレアチニン濃度および尿量が果たして有用であろうか？　BUNは尿毒症の古典的な指標であり，血清クレアチニン濃度と尿量は最近提唱された国際的AKI診断基準（RIFLE，AKIN，KDIGO）において採用されている項目である．しかし，CRRTを早期に開始する根拠は腎機能低下の程度のみならず，AKIの状態が今後遷延すると予想される場合（予後予測）や，AKIに合併している敗血症・多臓器不全の病勢であると考えられる．たとえば，極度の脱水により生じた重症AKIであると臨床的に判断できていれば，輸液治療のみで十分対応できる．したがって，AKIに対してCRRTの適応を考える場合には，BUN，血清クレアチニン濃度，尿量に加えて，AKIに至った臨床経過（CKDあるいは糖尿病，動脈硬化性病変合併の有無），AKIの発症原因が除去されているか（薬剤，造影剤，虚血，敗血症，DICなど）を総合的に判断する必要がある．CRRTの適応を判断する際の客観的な評価方法として，多臓器不全を合併したAKIにおいて予後予測に有用であることが報告されているIL-6，NGAL，L-FABPなどの新規バイオマーカーの臨床応用が待たれる[5-7]．

CRRTか間欠的血液透析か？

　RRTの目的は，溶質の除去と除水である．除水については間欠的血液透析（intermitted hemodialysis：IHD）では急激な除水により血圧低下をきたすリスクがあると同時に，IHD終了後から次回のIHD開始時までは水分は貯留傾向となり，血圧・循環動態の急激な変動を生じるのに対して，24時間持続的に除水が可能であるCRRTでは間質から血管内への水分移動（plasma refilling）を超えないかぎり，重症心不全症例においても血圧低下をきたすことなく施行可能である．また，溶質除去についてもIHDでは治療後に溶質のリバウンド現象が観察されるのに対して，CRRTでは細胞内に分布する溶質が血管内に移動するスピードと，血管内からCRRTにより除去されるスピードの差が小さいため，より効率よく溶質を除去できると考えられている．この点は頭蓋内圧上昇をき

たしている症例については，浸透圧の変動が最小限に抑えられるため有用である．表3にCRRTおよびIHDの適応と考えられる病態を示す．

このようにICUにおいて発症したAKIに対しては，CRRTがIHDよりもおおむね優れていると考えてよいようだが，CRRTの欠点を以下にあげる．

① 抗凝固薬が持続的に投与されるため活動性出血病変のある症例では出血を助長する．一方，IHDにおいてはナファモスタットメシル酸塩を用いた場合，その影響は体外循環回路のみと考えてよい[8]．

② CRRTの処方では24時間治療する前提があるが，検査・処置による中断や回路・膜凝固をきたすと実際の治療時間がそれよりも短縮されて治療効率が低下する．

③ 常時の監視と患者の拘束が必要である．とくにバスキュラーアクセスに関するトラブル（脱血不良と返血圧上昇），回路・膜凝固を繰り返す場合には医療スタッフにかかる負担は大きい．

また，CRRTの優位性を明確に証明できた臨床研究は現時点では報告されていないことは留意すべきである．2つの多施設ランダム化比較対象研究（RCT）がIHDとCRRTの比較検討を行っているが，いずれも両群における死亡率に有意差を認めていない[9, 10]．2012年に発表されたSurviving Sepsis Campaignにおいては，循

表3 CRRT/IHDが適応となるAKIの病態

適応	病態	理由
CRRT	循環動態不安定	血圧低下の回避
	脳圧亢進	浸透圧変動による脳圧の変動
	高度の溢水	持続的除水が有用
	人工呼吸管理	離脱時にはドライサイドが望ましい
	蛋白異化亢進	持続的溶質除去が有利
IHD	高カリウム血症	カリウム濃度の急速な低下が可能
	活動性出血病変	抗凝固薬の影響がほとんどない

環動態の不安定な敗血症症例における体液管理にはCRRTを"suggest"(grade 2D, very low quality of evidence)としている[11]．

このように確立されたevidenceはないものの，循環動態の不安定な重症AKI症例に対しては，CRRTによる腎不全管理が容易であることはexperienceからは明らかであると主張されており[12]，わが国における実地臨床においても同様の傾向と考えられる．そもそもIHDとCRRTの選択は患者の循環動態を含めた全身状態の変化によって随時変更されうるものであり，ひとつの治療法に固定してその優劣を示すことを目的としたRCTの結果に臨床的に意味があるかどうかについては慎重に考慮すべきである．CRRTを選択する要素として各施設における体制がひとつの決定要因とも考えられ，たとえばオーストラリア・ヨーロッパではCRRTが第一選択であるが，アメリカ・カナダではICUにて発症したAKIに対するIHDの施行頻度が30〜40％と高いことが知られている．これは前者ではICUでの血液浄化のマネージメントが集中治療医によって行われていることが多い一方で，後者ではnephrology team（医師，看護師）がおもに日中に血液浄化療法を担当している事情が反映されている．

まとめ

以下の2つの点を意識して，従来ARFとよんでいた病態がAKIとよび改められている．①敗血症に代表される多臓器不全症例において生じた急性腎障害をターゲットにすることで，集中治療領域の治療成績を改善する．②これまでよりも早期に検出・診断して介入することで，AKIの予後改善をめざす．したがって，AKIというあらたな概念に相当する病態，特に介入により予後が改善することが期待される場合には，より早期にCRRTを用いた介入を行うことが望ましいと考えられる．このコンセプトをサポートするエビデンスが待たれる．

文 献

1) Cardá, J. et al.：*Clin J Am Soc Nephrol.*, **3** (3)：881-886, 2008.
2) Gibney, N. et al.：*Clin. J. Am. Soc. Nephrol.*, **3**：876-880, 2008.
3) Palevsky, P. M.：*Crit. Care.* **11**：232, 2007.
4) Bouman, C. S. et al.：*Crit. Care Med.*, **30**：2205-2211, 2002.
5) Oda, S. et al.：*Cytokine*, **29**：169-175, 2005.
6) Doi, K. et al.：*Crit. Care Med.*, **38**：2037-2042, 2010.
7) Bagshaw, S. M. et al.：*Intensive Care Med.*, **36**：452-461, 2010.
8) Akizawa, T. et al.：*Nephron.*, **64**：376-381, 1993.
9) Vinsonneau, C. et al.：*Lancet*, **368**：379-85, 2006.
10) Lins, R. L. et al.：*Nephrol. Dial. Transplant.*, **24**：512-518, 2009.
11) Dellinger, R. P. et al.：*Crit. Care Med.*, **41**：580-637, 2012.
12) Prowle, J. R. and Bellomo, R.：*Nat. Rev. Nephrol.*, **6**：521-529, 2010.

（土井研人）

2 腎疾患：ESRD に対する CRRT

● POINTS
◎ CRRT を慢性的に継続することは技術的にも医療経済的にも困難であり，ESRD の病態に急性の変化が加わった状態でのみ CRRT の導入が考慮される．
◎ ESRD 症例に対する CRRT は，血行動態が不安定な場合や頭蓋内圧が上昇している場合など，通常の HD 施行が困難・不適切と考えられる場合に行われる．
◎一般に CRRT では抗凝固薬を長時間投与するため，出血性疾患の合併が疑われる場合には，その種類・投与量・投与方法とともに，CRRT の方法や施行間隔についても慎重に検討する．
◎ブラッドアクセスはたとえすでに確立した内シャントがあっても，通常それとは別に中心静脈にカテーテルを留置して使用することが望ましい．

● 背　景

　ESRD（end-stage renal disease；末期腎不全）症例は溶質と水分の除去をはじめとした体内のホメオスタシスの維持に慢性的に腎代替療法を必要としており，具体的には間欠的血液透析（IHD）や腹膜透析（PD）と，CKD-MBD（慢性腎臓病と骨ミネラル代謝異常）や電解質異常，腎性貧血などを予防するための投薬治療が組み合わされて行われている．

　これまで，既往に腎機能障害が無いかごく軽度の患者の急性腎障害（AKI）に対する CRRT の実施は比較的多く研究されてきたが，ESRD 患者に対するものは少ない．元来 ESRD 患者は ICU 入室率や死亡率が一般人口よりも高いため，集中治療を必要とする場面で遭遇することもまれではなく[1]，今後は ESRD 症例の予後改善を目指した CRRT 実施の考察が，より積極的になされるべきだとす

る提言も出てきた[2].

対 象

ERSD 患者が持続的な血液浄化療法である CRRT を必要とする状況は，通常の HD の施行が困難または不適切と考えられる場合である．CRRT を慢性的な腎代替維持療法のモダリティとして選択することは現実的ではなく，その意味では慢性の病態の上に急性変化が加わった状態が CRRT の導入を考える段階である．KDIGO の AKI 診療ガイドライン[3]によれば，間欠的な HD よりも CRRT を考慮するべき場面として，①血行動態が不安定な患者，②頭蓋内圧亢進やびまん性脳浮腫を呈した状態，の2点が挙げられており，参考となる．表1に CRRT と HD の特徴と違いをまとめた．

一方でこれまでに AKI 患者に対する腎代替療法として CRRT と IHD の治療成績を比較したランダム化比較試験（RCT）は，二群間に明らかな差がないとした 2009 年の Lins らの報告[4]や 2014 年の Schefold らの報告[5]を含めて複数が存在するが，いずれも ESRD 患者は対象から除外されており，この患者群に対する CRRT の成績や IHD に対する優位・劣位性を語るには今後のさらなる臨床研究を待たねばならないのが実情である．

以上のような CRRT の適応の原則に立脚し，当院で実際に ESRD 症例に対して CRRT が施行されることの多い以下の4つの場面に関してここで個別に述べる．すなわち，①心機能低下（心疾患・不整脈など），②ショック・血圧低下（敗血症・アナフィラキ

表1 CRRT と HD の特徴と違い

	CRRT	IHD
電解質，pH，水バランスの調整	比較的緩徐	比較的急激
除去される溶質	小～中分子中心	小分子中心
出血リスク	高い	低い
実施時間（＝患者の拘束時間）	長い	短い

腎疾患：ESRD に対する CRRT

シー・高度熱傷など），③頭蓋内圧亢進（脳出血・くも膜下出血・硬膜下血腫など），④周術期（開心術・肝移植・大動脈手術など）である．

❶ 心機能低下

ESRD 症例では狭心症や虚血性心筋症，弁膜症，不整脈などの心疾患を合併していることも多い．既存心疾患の増悪により HD 施行時の血圧低下が著しく，昇圧剤〔ドロキシドパ（ドプス®）・アメジニウムメチル硫酸塩（リズミック®）・ミドドリン塩酸塩（メトリジン®）など〕の内服やノルアドレナリンの少量持続静注でも血圧が維持できない場合，CRRT が考慮される．ただし施行にあたっては，連続的な循環動態のモニタリングなど集中治療管理が必要であること，また CRRT の永続的な継続はできないことから，治療によって再度維持透析療法へ移行できるかどうかも考慮して，その適応を慎重に判断する必要がある．

❷ ショック・血圧低下

敗血症やアナフィラキシーなどによって血圧低下が遷延すると，末梢循環不全に伴って代謝性アシドーシスや高カリウム血症を呈する．昇圧剤や大量輸液投与によって血圧を維持できても，その後の体液バランス管理をする上で通常の HD では安全な除水が困難と思われる場合には CRRT を選択することがある．また，敗血症に代表される SIRS（全身性炎症反応症候群）の病態では，HD では効率的に除去できない分子量 15,000 〜 50,000 程度の過剰なサイトカインの産生が個体に有害な反応を惹起している可能性が示唆されており，今後の研究結果が待たれるものの CRRT を選択することが予後改善に寄与する可能性がある（V-4.「敗血症および高サイトカイン血症」を参照，p.150 〜）．

❸ 頭蓋内圧亢進

頭蓋内圧亢進の原因疾患治療がまずは優先されるが，頭蓋内疾患の治療後も脳浮腫をきたすことがまれではない．とくに HD で間欠的治療を施行すると短時間で血管内の溶質が除去され，脳実質との溶質濃度較差が生じるために，血漿成分が脳実質内へシフトして

脳浮腫を増悪しうることが知られている．頭蓋内疾患発症当日はHD施行をできる限り回避すべきである[6]．実際には，頭蓋内疾患の高K血症合併例などで早期にRRTが必要な場合，グリセロールなどの高張浸透圧輸液の投与とともに，CRRTでの緩徐な溶質除去によって脳浮腫の軽減を図ることも考慮する（V-10.「頭蓋内疾患」を参照，p.189〜）．

❹ 周術期

循環動態が不安定になりやすい心疾患の周術期や，腎機能障害が起きやすい肝移植，大動脈手術の際にはIHDではなくCRRTが選択されることがある．また，とくに開心術では血行動態の問題に加えて心筋保護液としてカリウム溶液の投与がなされる事情から，術中HDと合わせて術後早期のCRRTが積極的に実施されている施設の例も報告されている[7]．術後出血が最大の合併症であり，リスク・ベネフィットを勘案して適応を考慮する．

CRRTのモダリティ選択

CRRT施行にあたって，一般には抗凝固剤を持続投与するため，出血性疾患の合併が疑われる場合には抗凝固剤（血液凝固時間へ影響しにくい点から，わが国では一般にメシル酸ナファモスタット）[8]の減量やHDFなどの間欠的治療モードへの変更が考慮される．メシル酸ナファモスタットであってもCRRTにおいては一部が体内に入り出血を助長するので，明らかな出血性疾患が併存する場合には，抗凝固剤を使用せず血流量を高く設定したCRRTも検討する．モダリティ選択については，病態生理に基づいて優先的に除去すべき溶質の種類や分子量を検討し，濾過量と透析液量を設定して，最終的には各施設で運用する際の便宜性も考慮しながら総合的に判断される．

CRRT施行時のバスキュラーアクセス

長時間の連続使用が一般的であり，また血行動態への影響がより少ないことから，中心静脈に透析用カテーテルを留置して行う．内

シャントがある場合にも，長時間の連続使用によって閉塞の危険性があるため，通常は使用しない（Ⅱ-3.「バスキュラーアクセス」を参照，p.37～）．

● CRRTからの離脱とIHDへの移行

前述の「対象」で述べたような状態，すなわち不安定な血行動態や頭蓋内圧の上昇が改善されれば，次第にCRRTを離脱してもとのIHDへと移行することとなる．離脱の判断はバイタルサインや身体所見，ならびに循環作動薬の使用量など複数の臨床指標を組合せて各々の場面で総合的になされることが多いであろう．CRRTからIHDへの一期的な移行が難しい場合，2つのモードの中間に位置し，hybrid therapyとも呼ばれる持続低効率血液透析（sustained low-efficiency daily dialysis；SLEDD）をIHDへの前段階として挟んで移行する場合もある．

● ESRD症例でのCRRT施行時の留意点

❶ 低カリウム血症・低リン血症

一般に経口摂取や内服投薬は中止されている状況のことが多く，CRRTの継続に伴って低カリウム血症や低リン血症をきたしやすい．致死的不整脈誘発の危険性からカリウムはモニタリング・補正がなされていることが多いが，リンについてはモニタリングされていない場合もある．低リン血症の遷延は呼吸筋への影響から人工呼吸器離脱の遅延につながることもあるため，モニタリングとともにリン酸製剤の点滴静注などで補正すべきである（Ⅲ-4.「合併症：電解質異常」を参照，p.88～）．

❷ 高カルシウム血症

CRRTの施行が長期間に及ぶ場合に中心静脈栄養管理となっていることも多いが，脂溶性ビタミン製剤の頻回使用に伴う高カルシウム血症が散見される．ビタミンD，ビタミンAを含む複合ビタミン製剤の投与時には投与間隔を空けるなどの注意が必要である．

❸ 薬剤濃度の調整

　ESRD 患者に CRRT を要するような集中治療分野では，抗菌薬や抗凝固薬，抗痙攣薬など患者の急性期管理に必須の薬剤が複数投与されている傾向がある．原病に対する十分な治療を行うことは集中治療管理における大前提であり，CRRT によって不安定になりがちな血中薬物濃度については可能な限りこまめに測定を行い，必要に応じて薬剤師などの協力のもと薬物動態学も駆使して，常に投与量の多寡を検討すべきである（Ⅵ-3.「薬剤」を参照，p.230〜）．

文　献

1) Szamosfalvi, B., Yee J. : *Adv Chronic Kidney Dis*, **20**(1) : 102-109, 2013.
2) Palevsky, P., Weisbord, S. : *JASN*, **20**(11) : 2281-2282, 2009.
3) KDIGO Clinical Practice Guideline for Acute Kidney Injury : *Kidney Int Suppl.*, **2**(1) : 1-138, 2012.
4) Lins, R. L. et al. : *Nephrol Dial Transplant*, **24**(2) : 512-518, 2009.
5) Schefold, J. C. et al. : *Crit Care*, **18**(1) : R11, 2014.
6) Walters, R. J. et al. : *Nephron*, **87** : 143-147, 2001.
7) Kamohara, K. et al. : *Gen Thorac Cardiovasc Surg*, **55** : 43-49, 2007.
8) Akizawa, T. et al. : *Nephron*, **64** : 376-381, 1993.

〈小丸陽平・根岸康介〉

memo

3 循環器疾患：CCU での CRRT

● POINTS
◎CCU における CRRT には，非透析患者に発症した心不全の治療，心血管手術後の AKI，および維持透析患者が CCU に入室中に施行する RRT がある．
◎心不全に対する治療の主たる目的は，過剰な体液の除去（＝除水）である．
◎透析患者に対する CRRT としては，循環動態が破綻して間欠的透析（IHD）が不可能な患者が対象となり，透析（＝除水＋溶質除去）を行う．

Coronary Care Unit（CCU）で CRRT が必要となるのは，大きく分けて，①急性心不全あるいは慢性心不全の急性増悪，②心臓・血管手術の術後 AKI，③末期腎不全（ERSD）患者の心不全・術後が挙げられる．本項ではそれぞれの状況について機序と治療法を概説していく．

心不全に対する CRRT

心不全には大きく分けて急性心不全と，慢性心不全の急性増悪がある．これらの病態では過剰な体液の貯留により肺うっ血やうっ血肝，浮腫が生じるため，急性期の治療では過剰な体液を可能なかぎり速やかに除去する必要がある．各種保存的治療で利尿が得られない場合に急性血液浄化が必要となることがある．この際の腎代替療法（RRT）の主な目的としては，以下のようなものがある[1]．
① 肺水腫の治療／呼吸状態の改善
② 保存的治療に抵抗性の代謝性アシドーシスの補正
③ 電解質異常の補正
④ 除水による輸液スペースの確保

重症な心不全症例では循環動態が不安定で、RRTを行う場合に間欠血液透析（intermittent hemodialysis：IHD）に耐えられないことが予想される。この場合のRRTのモダリティとしてCRRTが選択される。とくに体外循環が始まった直後には血圧低下（initial drop）が起こるリスクが高いため、CCUにおけるRRTでは、血圧の維持が最も重要な問題である。Initial dropに対して、アルブミン製剤による透析回路のプライミングや昇圧剤の併用などの対策が必要となることがある。とくに血圧が保てない場合にはintra-aortic balloon pumping（IABP）などの補助循環を併用しながら施行する場合もある。

【治療量】

CCUにおいては様々な病態に対してCRRTが適用されるが、それらはいずれも主に水・小分子の除去が主体となるため、下記のような一般的な治療量で行われることが多い。

ヘモフィルタ：膜面積 $1.0\ m^2$、血流量 80 mL/分、透析液流量 10～12 mL/kg/時、補液流量 5～6 mL/kg/時

1. 急性心不全とCRRT

心腎症候群は現在、表1に示す5つの型に分類されている[2]。急性非代償性心不全（acute decompensated heart failure：ADHF）とは、心臓に器質的あるいは機能的異常が生じて急速に心ポンプ機能の代償機転が破綻し、心室充満圧の上昇や主要臓器への灌流不全から、それに基づく症状や徴候が急性に出現した状態をいう。ADHFなどによる急激な心機能の悪化がAKIを引き起こす病態は表1の5つの分類のうち、CRS type 1（Acute CRS）に分類される。

❶ 急性心不全における腎臓の反応

心拍出量の減少は、アンジオテンシンⅡやアルドステロンなどのRAA系からの応答を活性化する有効循環血漿量の減少状態として、腎臓は認識する。アンジオテンシンⅡは下垂体前葉からのバソプレシンおよび内皮細胞からのエンドセリン1の分泌を誘導する。これ

表1 Roncoらの定義する Cardio Renal Syndrome（CRS）分類[2]

CRS type	状態	定義
Type 1	Acute CRS	急激な心機能の増悪によってAKIを呈する
Type 2	Chronic CRS	慢性的な心機能障害によって進行性のCKDを呈する
Type 3	Acute renocardiac syndrome	突然の一次性腎機能障害が急性心不全を呈する
Type 4	Chronic renocardiac syndrome	慢性的な一次性腎機能障害が心機能低下，心室肥大，拡張不全，心血管イベントのリスク増大につながる
Type 5	Secondary CRS	急性あるいは慢性の全身的障害に付随して心機能障害と腎機能障害が両方起こる．

らは，体液・ナトリウム貯留，血管の収縮，高い静脈圧を引き起こし，心筋の壁ストレスを増加させ，心臓のパフォーマンスが低下する原因となる．また，静脈圧の上昇は腎機能障害を増長する．血管収縮は糸球体濾過量を減らし腎機能増悪，および塩分と水の貯留を引き起こす（図1）．AKIにおける体液貯留は予後増悪と相関することが知られている[3]．一方，心不全ではサイトカインや炎症性マーカーの上昇が認められ，これが腎臓を含む多臓器障害に関与している可能性がある．

【急性心不全における CRRT の役割】

CRRTは高度なAKIと心原性ショックを有する患者をサポートする有効な方法であると考えられるが，近年欧米からの報告では，限外濾過が薬物療法と比較して除水量や体重減少に差がないばかりか腎機能が増悪し有害事象が多かったという報告[4]がされており，ADHF治療の第一選択には至っていない．日本循環器学会の急性心不全ガイドライン（2011年改訂）では急性心不全におけるCRRTはクラスCという位置付けのままであり，利尿薬に反応しない体液過剰状態において適応となっている．一方で急性心不全に

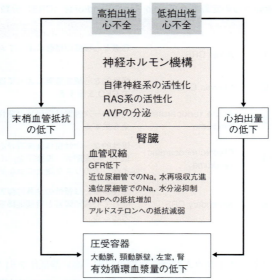

図1 急性心不全における腎の反応[5]
神経ホルモンの活性化は，体液・ナトリウム貯留，血管の収縮，高い静脈圧を引き起こし，心不全の増悪する原因となる．AVP：arginine vasopressin

おいて誘導されるサイトカインの，CRRTによる除去効果も注目されており，今後の研究の蓄積が待たれる．

❷ 慢性心不全とCRRT

Cardiorenal syndrome（CRS）における心臓と腎臓の相互作用については複雑であり依然として不明瞭な部分があるが，心機能の低下と腎機能の低下は相乗的な効果があることが様々な報告から分かってきている．CRSは心不全患者の1/3から半数に起こるとされ[5]，0.3 mg/dLの血清クレアチニンの上昇が感度65％，特異度81％で致命率に関与するとする報告もされている[6]．EF低値とCRSの発症に相関がみられないこともある[6,7]．すなわち低拍出量の心機能と腎機能増悪は必ずしも1：1の対応ではない．もともと

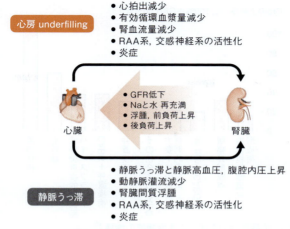

図2 CRSの病態[8]
心拍出減少によって arterial underfilling が起こり神経因子や炎症を惹起する．同時に静脈うっ滞と右心系優位（腹腔内圧の上昇）が起こる．これらが腎の autoregulation によって GFR 低下を介して水分再充満が起こり，浮腫・前負荷および後負荷上昇が起こる．

体液量の増加により心拍出量の増大が起こり，自己調節によって末梢血管抵抗が増加するため血圧が上昇しナトリウム利尿が起こるという循環動態が存在する．しかし，CRS では一酸化窒素合成酵素，活性酸素やプロスタグランジン，ナトリウム利尿ペプチドやエンドセリンなどが心臓による循環動態と別個に腎機能に関与していると考えられている．これら複雑な病態が相互に影響し悪循環に陥ると考えられている（図2）．

【慢性心不全における CRRT の役割】
　CRRT は心不全や全身性急性炎症反応症候群（SIRS）に伴う循環不全で利尿薬，強心薬投与で利尿が得られない症例に対して施行される．持続的に血液透析（HD）と血液濾過（HF）を行い，循環負担の軽減が可能である．

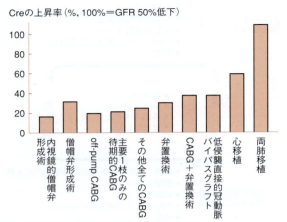

図3　心臓手術の術式による腎機能の増悪[10]
術前後でのΔCre（％）で表示．100％とはCreが2倍になる意．

心臓外科手術とCRRT

心臓外科手術後のAKIの頻度についてはさまざまな報告があるが，25〜30％程度のCreの上昇が致命率を上げるとされている[9]．図3で示す通り術式によってAKIの発症率には差があり，CABG後にクレアチニンが上昇する確率は29％という報告がある[10]．透析が必要になるほど重篤なAKIの頻度は約5％と決して高くないものの，その致命率は50％を超える[11]．それゆえ，AKI予防のためにさまざまな研究や報告がされてきた．

慢性腎不全，末期腎不全に対する治療

末期腎不全（ESRD）における心疾患のリスクは高い．このため，ESRD患者において心不全をみとめること，また，虚血性心疾患あるいは弁疾患に対する心臓外科手術を行うことも多い．

❶ 心不全
・間欠血液透析（IHD）が不可能な患者のRRTとして行う．

・CRRTは急性期治療で，CRRTを末期腎不全の永続的な治療とすることはできない．CRRTからIHDへの離脱が困難となることが予想される状況では，CRRTの適応・開始の判断を慎重に行う必要がある．

❷ 心臓手術後

・CRRTを選択するか，IHDで術前通り行うかについては，施設による相違が大きい．

・心機能の一過性の低下，サードスペースへの体液の移動（通常1〜2日まで），感染が合併した場合など，循環動態が不安定な患者におけるRRTとしてCRRTが選択される．一方，出血が継続している場合には，CRRTは持続的な抗凝固剤の投与が必要であり，出血を助長する可能性がある．出血が著明な場合には，CRRTをできる限り回避しIHDへの移行を検討する．

まとめ

心不全に腎不全が合併した場合には，それぞれ単独で存在する場合よりも高い致命率を呈する．また心臓手術後にAKIになる可能性は，術式に左右される部分が大きい．術前の腎機能を評価してリスクが高ければ術後ICUでスムーズにRRTができるように準備しておく必要がある．

文献

1) 矢尾板裕幸, 丸山幸夫：呼吸と循環, **55**：1007-1012, 2007.
2) Ronco C, et al.：*Blood Purif.*, **27**：114-126, 2009.
3) Bouchard J, et al.：*Kidney Int.*, **76**：422-427, 2009.
4) Bart BA, et al.：*N Engl J Med.*, **367**：2296-2304, 2012.
5) Shlipak MG. et al.：*Ann Intern Med.*, **138**：917-924, 2003.
6) Butler J, et al.：*Am Heart J.*, **147**：331-338, 2004.
7) Forman DE, et al.：*J Am Coll Cardiol.*, **43**：61-67, 2004.
8) House AA.：Clin *J Am Soc Nephrol.*, **8**：1808-1815, 2013.
9) Lassnigg A, et al.：*J Am Soc Nephrol.*, **15**：1597-1605, 2004.
10) Shaw A, et al.：*Nephron Physiol.*, **109**：55-60, 2008.
11) Conlon PJ, et al.：*Nephrol Dial Transplant.*, **14**：1158-1162, 1999.

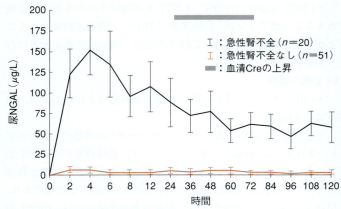

図4 小児心臓手術後のAKI症例の検討[12]
心臓手術後24時間で血清クレアチニンが上昇しはじめている一方,尿中NGALは術後2時間から有意に上昇し,高値を持続していた.

12) Mishra J, et al.:*Lancet*, **365**:1231-1238, 2005.
13) Vaidya VS, et al.:*Annu Rev Pharmacol Toxicol.*, **48**:463-493, 2008.
14) Katagiri D, et al.:*Ann Thorac Surg.*, **93**:77-583, 2012.
15) Sumida M, et al.:*Circ J.*, **78**:1891-1899, 2014.

(片桐大輔)

> **サイドメモ** 心臓外科手術における AKI のバイオマーカー
>
> AKI の主な障害部位は尿細管障害（急性尿細管壊死）であるが，とくにその初期には，血中 Cre および尿量とも正常に見えることが多い．そのため一般的に心臓手術後にクレアチニン上昇が起こるのは術翌日とされ 4～5 日かけて正常化するとされている．尿細管上皮の細胞死が進んで実際に GFR が落ちてしまう前に早期に腎障害を探知しうる方法として，近年，Neurtophil gelatinase-associated lipocalin（NGAL），Liver-type Fatty Acid Binding Protein（L-FABP），Kidney Injury Molecule-1（KIM-1）など，尿細管障害を反映する新規バイオマーカーが次々と同定された．図4(p.148)は AKI になった小児心臓手術後の症例の検討である．心臓手術後に Cre の上昇が時間をおいて起こってくるのに対して，NGAL が術後早期から上昇してくるのがわかる[12]．このように心臓外科の領域などで上記のバイオマーカーを利用した，AKI に対する治療介入の早期開始や注意深く治療すべき症例の鑑別が少しずつ可能となりつつある[13-15]．

4 敗血症および高サイトカイン血症

● POINTS
◎敗血症は大量の炎症性サイトカイン（サイトカインストーム）に対する生体の急性反応である．
◎全身性のサイトカイン濃度の低下は臓器障害を防ぎうると期待されている．
◎大量の濾過あるいは膜吸着によるサイトカイン除去が敗血症の治療として試みられている（non-renal indication）．

サイトカイン，敗血症，non-renal indication

　サイトカインとは免疫細胞から分泌される蛋白質で，他の細胞にシグナルを伝える液性伝達物質であるが，サイトカインが別のサイトカインの発現を増強・減弱させる作用をもつことが多く，連鎖的反応と相互作用により複雑なサイトカインネットワークが形成される．たとえば，局所に細菌感染が生じた場合，細菌を認識した樹状細胞などがサイトカインを放出して，好中球・リンパ球を刺激する．刺激された細胞は別のサイトカインを放出して細菌感染に対する防御機構を整えるべく細胞間での情報伝達を行う．同時に，血管透過性を亢進させる別のサイトカインの作用により炎症細胞の局所への遊走が促進され，IL-1, TNF-α, IFN-γ などのサイトカインが視床下部の体温調節中枢に作用して発熱を誘導する．炎症細胞以外にも血管内皮細胞や線維芽細胞なども複数の異なるサイトカインを放出することが知られている．このような過程のなかで，数十種類以上のサイトカインがたがいに亢進・抑制という両方向の制御をしつつ，さまざまな細胞・臓器において異なるタイミングで産生・分泌されており，ひとつのサイトカインだけに注目しても，サイトカインストーム（過剰産生）をきたす敗血症の病態は理解・制御不能である．

全身性炎症反応症候群（systemic inflammatory response syndrome：SIRS）は，各種の侵襲によって炎症性サイトカインが大量に血液中に放出された結果生じる急性炎症反応と理解され，感染症に伴うものが敗血症と定義される．過剰な血中サイトカインは白血球によるフリーラジカル産生などにより，あるいは直接臓器を構成する細胞に作用して臓器障害を惹起する．したがって，血中あるいは全身性にサイトカイン濃度を低下させることで敗血症における臓器障害の軽減が期待できる．

サイトカインの分子量は15,000〜50,000程度であり，濾過液流量 Q_F を6 L/hr程度まで増加させる，あるいはPMMA膜に代表される吸着性能の高いヘモフィルタや孔径の大きいヘモフィルタを使用することで，ある程度のクリアランスをもってCRRTにより除去できると考えられている．このようにサイトカインの積極的除去を目的としてCRRTを施行することをnon-renal indicationとよび，とくに敗血症にAKIを合併した場合に検討されることがある．

CRRTによるサイトカイン除去の理論

敗血症においては前述のように数多くのサイトカインが異なるタイミングで急激にその血中濃度を増加・減少させている．CRRTによって特定のサイトカインを選別してある時期だけ除去することは不可能であり，なぜCRRTによる非特異的なサイトカイン除去が敗血症に有効であるかを説明するにあたり，Roncoらは"peak concentration hypothesis"を提唱した（図1）[1]．CRRTによる持続的な除去を行うことによって，あらゆるサイトカインが一定の血中濃度よりも上昇することが防止され，その結果として免疫学的に一定の環境が体内で維持できるというものである．その一方で，サイトカインの半減期は5〜10分程度ときわめて短く，刺激により数〜数10倍の濃度に一気に増加することが知られている（図2）．尿素窒素やクレアチニンといった腎でのみ除去される安定した物質と異なり，サイトカインは内因性クリアランスによりただちに分解されており，高い血中濃度が維持されているのは持続的に大量のサ

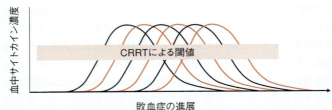

図1 Peak concentration theory[1]

イトカイン産生が行われていることを意味している．除去による濃度低下を達成するには，産生速度を上まわるスピードが必要である．CRRTによるサイトカインのクリアランスはせいぜい20 mL/minと報告されており（後述する大孔径膜でも数十 mL/min 程度），はたしてCRRTによって短時間に大量に除去できるのかという懸念が残る．

また，海外で行われたCRRTによるサイトカイン除去研究論文においては，そのほとんどで濾過液・透析液中に測定可能な濃度のサイトカインが検出されているが，血中濃度の低下が確認されたものは少ない．これに対しては"threshold modulatoin hypothesis"が提示された[2]．これは血液透析で除水をする際に観察される，間質から血管内への水分移動（refilling現象）と同様に，持続的に血液からサイトカインを除去していれば血中濃度の低下が認められなくても組織におけるサイトカイン濃度は低下しているはず，という仮説である．この仮説が正しいとすれば，CRRTによるサイトカイン除去の効果は血中濃度に反映されず，ショックからの離脱や臓器障害の程度といった臨床的指標により判定すべきと考えられる．

CRRTによるサイトカイン除去の実際

中分子以上の除去に適した濾過流量を，いわゆる通常量（1～2 L/hr）よりもさらに高流量（6 L/hr，65 mL/kg/hr）に設定して敗血症性ショックの治療を行った報告によると，高流量群において

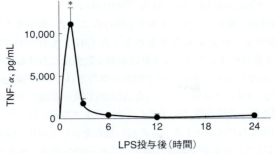

図2 **LPS 投与による血中 TNF-α 濃度の推移**[12]

サイトカイン血中濃度の低下あるいは血圧上昇が認められている[3-5]. ただし, 6 L/hr の濾過液流量 QF を得るためには, 血液流量 Q_B の設定を 200 ～ 300 mL/min にする必要があり, 循環動態の安定しない敗血症性ショック症例には容易ではないと思われる. また, 高濾過液流量 CRRT の敗血症性ショックに対する効果を検証すべくフランスにおいて多施設ランダム化比較試験である IVOIRE (hIgh VOlume in Intensive Care) study は, 全体の死亡率は SOFA スコアで予測された死亡率よりも低かったが, high volume 群 (70 mL/kg/hr) と standard 群 (35 mL/kg/hr) における治療開始後 28 日, 90 日死亡率に有意差は認められなかった[6].

孔径の大きいヘモフィルタを使用してサイトカインの除去能を向上させるという戦略で, 敗血症性 AKI の治療を行った報告もある[7, 8]. 通常のヘモフィルタと比較して有意にサイトカイン濃度を低下させたが, アルブミン喪失も有意に増加したという結果であった. 大孔径膜を使用する場合, 治療モードを CHF から CHD に変更してもサイトカインのクリアランスは同等, アルブミンの喪失は軽減するといわれている. 実際, PAES 膜素材の孔径を 10 nm まで拡大した High Cut-off (HCO) 膜がヨーロッパにおいては臨床に使用されており, 敗血症性 AKI に対して通常膜あるいは HCO 膜を用いた CHF のランダム化比較試験が行われている (HICOS

Study, ClinicalTrials. gov ID NCT00912184).

　吸着性能に優れたヘモフィルタを用いることで，血中サイトカインを効率よく除去することをめざした CRRT も行われている．PMMA 膜はサイトカイン吸着性能が高く敗血症における高サイトカイン血症に有効であるとわが国から報告されている[9,10]．また，吸着性能の高いと評価されていた AN69ST 膜の表面にポリカチオン処理を行った修飾膜（セプザイリス，ガンブロ社）は，サイトカインのみならずエンドトキシンの高い吸着を示しており，敗血症性 AKI に対する効果が予想される[11]．これらのヘモフィルタの臨床的効果については，今後の多施設ランダム化比較試験の検討に期待したい．

文　献

1) Ronco, C. et al.：*Blood Purif.,* **22**：164-174, 2004.
2) Honore, P. M. and Matson, JR.：*Crit. Care Med.,* **32**：896-897, 2004.
3) Cole, L. et al.：*Intensive Care Med.,* **27**：978-986, 2001.
4) Ghani, R. A. et al.：*Nephrology* (Carlton), **11**：386-393, 2006.
5) Boussekey, N. et al.：*Intensive Care Med.,* **34**：1646-1653, 2008.
6) Joannes-Boyau, O. et al.：*Intensive Care Med.,* **39**(9)：1535-1546, 2013.
7) Morgera, S. et al.：*Am. J. Kidney. Dis.,* **43**：444-453, 2004.
8) Haase, M. et al.：*Am. J. Kidney. Dis.,* **50**：296-304, 2007.
9) Hirasawa, H. et al.：*Contrib. Nephrol.,* **156**：365-370, 2007.
10) Nakada, T. A. et al.：*Mol. Med.,* **14**：257-263, 2008.
11) Rimmele, T. et al.：*Nephrol. Dial. Transplant.,* **24**：421-427, 2009.
12) Miyaji, T. et al.：*Kidney Int.,* **64**：1620-1631, 2003.

〔土井研人〕

5 多臓器不全

● **POINTS**
◎多臓器不全での腎代替療法の適応は non-renal indication による利点を考慮する.
◎モダリティとしては CRRT を選択することが多い.
◎CRRT の離脱の可否には不全臓器すべてを考慮する.

MOF と AKI

　主要臓器 2 つ以上の同時多発的な進行性機能障害を多臓器不全 (multiple organ failure：MOF) と言い, 救急・集中治療医学の進歩とともに認識されるようになった.

　これらの臓器不全は集中治療によって可逆的でありうることから, 現在は多臓器機能障害症候群 (multiple organ dysfunction syndrome：MODS) と呼ぶ方が適切ともされる. MOF の重症度を評価する指標として SOFA (Sequential Organ-Failure Assessment) スコア (表 1) が提唱され[1], 臓器不全の数と程度を表す指標として一般的に広く使用されている.

　主要臓器の 1 つである腎の障害 AKI (acute kidney injury) は ICU 入室患者の約 6 ％で発症し, その約 7 割で腎代替療法が必要となり, ICU 入室中の AKI の死亡率は約 60 ％と非常に高いことが報告されている[2]. 腎代替療法が必要であった重症患者では, その半数以上で腎以外の臓器障害を認めたと報告されており[3], また, MOF 患者ではその多くに AKI を合併することが知られている. このように ICU 患者の治療, とくに多臓器不全の集中治療にあたっては AKI の管理が必要不可欠であり, その管理のために適切に CRRT を中心とする腎代替療法を用いる必要がある. 本項では多臓器不全に対する CRRT について概説する.

表1 SOFAスコア[1]

	0	1	2	3	4
呼吸機能 PaO_2/FiO_2 [mmHg]	> 400	≦ 400	≦ 300	≦ 200 呼吸器補助下	≦ 100 呼吸器補助下
凝固能 血小板数 [×万/mm^2]	> 15	≦ 15	≦ 10	≦ 5	≦ 2
肝機能 T-Bil値 [mg/dL]	< 1.2	1.2〜1.9	2.0〜5.9	6.0〜11.9	> 12.0
心血管系機能 血圧低下	なし	平均動脈圧 < 70 mmHg	DOA ≦ 5 γ or DOB投与 (投与量問わず)	DOA > 5 γ or Ad ≦ 0.1 γ or NA ≦ 0.1 γ	DOA > 15 γ or Ad > 0.1 γ or NA > 0.1 γ
中枢神経機能 Glasgow Coma Scale	15	14〜13	12〜10	9〜6	6未満
腎機能 Cr値 [mg/dL]	1.2未満	1.2〜1.9	2.0〜3.4	3.5〜4.9 or 尿量 500 mL/day未満	> 5.0 or 尿量 200 mL/day未満

DOA：ドパミン，DOB：ドブタミン，Ad：アドレナリン，NA：ノルアドレナリン，γ：μg/kg/min

MOFにおける腎代替療法の開始基準

　腎代替療法導入の判断におけるrenal indicationとnon-renal indicationに関する詳細な解説は別項に譲るが，**MOFにおける腎代替療法導入にはnon-renalindicationの利点の考慮がとくに重要である**．絶対適応条件下のrenal indicationは，MOFにおいても導入の必要性に議論の余地はない．一方，MOFにおいては様々な病態が同時多重に並存し，それぞれの管理にあたり腎代替療法をはじめとする血液浄化が有効に作用する可能性があり，non-renal indicationの利点・恩恵をとくに多角的に考慮すべきである．例えば，以下のようなnon-renal indicationの利点があれば導入を考慮すべき材料となる．

① 体液過剰

　重症患者における水分量の管理は，集中治療における最も重要な管理の1つである．昨今，過剰な輸液負荷や体液量過剰が重症患者の予後を悪くする可能性が数多く報告されている[4-6]．AKIを含むMOFでは著明な体液過剰を呈することが多く，その管理に血液浄化が貢献できる余地は大きい．

② 電解質・酸塩基平衡異常

　集中治療において電解質・酸塩基平衡管理もまた極めて重要であるが，MOFではAKIや肝不全などの代謝障害からその管理が困難となることが多い．昨今の肺保護戦略によるpermissive hypercapniaも酸塩基平衡をアシドーシスに傾ける[7]．腎代替療法はこれらを至適範囲に管理することを可能にする．

③ 一部のショック

　血液浄化療法により敗血症性ショックなどの一部の条件下におけるショックの昇圧ができる可能性があり[8]，MOFにおける集中治療に貢献できる．

④ 中毒物質

　MOFでは様々な有害物質の代謝が遅れ，一方で腎毒性のある薬剤をはじめとして多数の薬剤投与が必要となることが多く，それらの管理のために血液浄化が有効となることがある．

以上のような non-renal indication もふまえた腎代替療法の導入が多臓器不全では特に重要となる. エキスパートコンセンサスとして集中治療患者に対する腎代替療法導入のアルゴリズムが提唱されており[9]（図1および表2），前述のような non-renal indication を加味した導入の考え方が盛り込まれている.

もっとも，多臓器不全・重症患者における腎代替療法の開始のタイミング・適応に関しては施設の設備や方針に強く影響を受けることがわかっている[9]. システマティックレビューやメタアナリシスなども報告されているがその多くは小規模でレトロスペクティブなものであり，早期導入に強い推奨があるものではないことに注意する.

MOFにおける腎代替療法のモダリティ選択

ICUにおける腎代替療法を開始する際のモダリティとして8割がCRRTを選択されている[2]. 血行動態が不安定な状況（SOFA心血管系スコアで3点以上など. 表1参照）でCRRTを選択することはMOFにおいても同じである. 血行動態にかかわらず間欠透析でも合併症発症率は変わりないとする報告もあるが[10,11]，non-renal indicationによる利点はCRRTで最も効果を発揮する場合が多い. 例えば，水や電解質のきめ細かい管理は持続緩徐であることではじめて得られるものである. よってMOFに対する腎代替療法は，整備された集中治療室においてはCRRTを選択することが多くなる.

MOFにおけるCRRTの浄化条件
（透析時間，血流量，透析液量，補液量など）

多臓器不全・重症患者での血液浄化療法の浄化条件ははっきりと決まっておらず，各国・施設の状況に合わせ行われているのが現状である. 最近，集中治療患者に対する腎代替療法の条件検討に関する研究がいくつか報告されている. 1つの大規模な臨床試験では，透析液量と補液量の合計（液量は1：1で使用）が40 mL/kg/hr

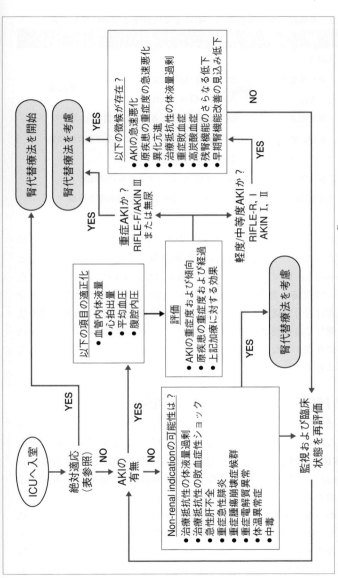

図1 多臓器不全・重症患者における腎代替療法開始に関するアルゴリズム[9]

表2 多臓器不全・重症患者における腎代替療法開始の絶対適応[9]

分類	特徴
代謝性	
高窒素血症	BUN 100 mg/dL 以上
尿毒症	脳症，心膜炎，出血
高K血症	6.0 mEq/L 以上あるいは心電図異常
高Mg血症	9.6 mg/dL 以上かつ/または深部腱反射消失
アシドーシス	血清 pH 7.15 以下
乏尿・無尿	尿量 200 mL/12 h 未満あるいは無尿
体液量過剰	AKI 存在下での利尿薬抵抗性の肺うっ血

と 25 mL/kg/hr の 2 群で比較したところ，両群での死亡率に差はなかった[3]．また，透析液量と補液量の合計が 35 mL/kg/hr と 20 mL/kg/hr の 2 群で比較した臨床試験においても両群での死亡率・腎機能改善率に差を認めなかった[12]．現時点では多臓器不全患者に対して透析液量や濾過流量を必要以上に多くした腎代替療法に関しては推奨されないが，除去したい中毒物質や電解質などが血中に存在するなど，特定の条件下で適宜流量を増やして施行することは考えられる．

MOF における CRRT の離脱

通常の腎不全に対する CRRT の離脱の考え方に関しては別項に譲るが，血行動態の安定が必要条件の 1 つである．**MOF における CRRT の離脱にあたっては，これに加えて MOF に対する non-renal indication の利点がなくなっても問題ないかをより吟味する必要がある**．MOF における non-renal indication の利点に関してその一部を前述したが，導入の際に考慮したかに関わらず，その利点が CRRT 中の集中治療に大きく貢献している可能性があることに注意する．例えば，水分管理や電解質管理は CRRT 中止と同時に（間欠透析では）大きく崩れる可能性があり，血行動態にまで影

響を与えることもある．よって腎不全の改善だけでなく，**MOF を
きたしていた不全臓器全ての回復を加味した，CRRT 中止の是非
を検討する必要がある**．勿論すべての臓器が完全寛解していなくて
もよく，どこまで回復できていれば CRRT 離脱できるかという
（SOFA スコアなどによる）指標は現時点で存在しないため，症例
ごとに考察しなくてはならない．

文 献

1) Ferreira, F. L. et al.：*JAMA*, **286**：1754-8, 2001.
2) Uchino, S. et al.：*JAMA*, **294**：813-8, 2005.
3) Bellomo, R. et al.：*N. Engl. J. Med.*, **361**：1627-38, 2009.
4) Jorge, C. et al.：*Blood Purif.*, **29**：331-338, 2010.
5) Bagshaw, S. M. et al.：*Crit Care*, **12**：169, 2008.
6) Payen, D. et al.：*Crit Care*, **12**：R74, 2008.
7) Kathleen, D. L. et al.：*Clin J Am Soc Nephrol.*, **1**：869-873, 2006.
8) Dinna, N. C. et al.：*Critical Care*, **11**：R47, 2007.
9) Bagshaw, S. M. et al.：*Crit. Care*, **13**：317, 2009.
10) Vinsonneau, C. et al.：*Lancet*, **368**：379-85, 2006.
11) Marshall, M. R. et al.：*Nephrol. Dial. Transplant.*, **26**：2169-75, 2011.
12) Palevsky, P. M. et. al.：*N. Engl. J. Med.*, **359**：7-20, 2008.

（中村謙介）

memo

6 急性肝不全・劇症肝炎

> ● POINTS
> ◎肝性脳症のレベルを把握する．
> ◎治療目的を明確化し，アルブミンやプロトロンビン補充の必要性も評価する．
> ◎中分子領域の物質除去をめざして十分な補液総量を設定する．
> ◎亜急性劇症肝炎は，より救命率が低い．
> ◎肝移植適応基準に基づき検討をすすめる．

急性肝不全・劇症肝炎

　急性肝不全は，慢性肝不全の急性増悪と急性肝炎が劇症型へと移行する病態に大別することができる．本治療法との関連より，ここではおもに後者について述べることとする．劇症肝炎は急激に発症した肝細胞壊死に起因する高度肝機能障害により肝性脳症（表1）や出血傾向を呈する症候群で，診断基準上は肝炎の初発症状発現後8週間以内に高度の肝機能異常に基づいて昏睡Ⅱ度以上の肝性脳症をきたし，プロトロンビン時間が40％以下を示すものと定義される．発症形式により

① 急性型：初発症状出現後10日以内に脳症が出現
② 亜急性型：初発症状出現後11日以後に脳症が出現
③ 遅発性肝不全：初発症状出現後8週以降24週以内に脳症が発現（ただし，劇症肝炎類似疾患として取扱い，劇症肝炎から除外する）

に分類し，そのうち①，②を劇症肝炎として取り扱う．亜急性や遅発性肝不全（late onset hepatic failure：LOHF）は，より予後不良である．劇症肝炎の原因を表2にまとめた．

表1 肝性脳症の重症度分類表

昏睡度	精神症状	参考事項
I	・睡眠-覚醒リズムの逆転 ・多幸気分，ときに抑うつ状態 ・だらしなく，気にとめない態度	Retrospective にしか判定できない場合が多い 脳波：徐波傾向
II	・指南力（時・場所）障害，物をとり違える（confusion） ・異常行動（例：お金をまく，化粧品をゴミ箱に捨てるなど） ・ときに傾眠状態（普通の呼びかけで開眼し，会話ができる） ・無礼な言動があったりするが，医師の指示に従う態度をみせる	興奮状態がない 尿，便失禁がない 羽ばたき振戦あり （flapping tremor） 脳波：ときに三相性波
III	・しばしば興奮状態または譫妄状態を伴い，反抗的態度をみせる ・嗜眠状態（ほとんど眠っている） ・外的刺激で開眼しうるが，医師の指示に従わない，または従えない（簡単な命令には応じる）	羽ばたき振戦あり（患者の協力が得られる場合） 指南力は高度に障害 脳波：三相性波
IV	・昏睡（完全な意識の消失） ・痛み刺激に反応する	刺激に対して払いのける動作，顔をしかめるなどがみられる
V	・深昏睡 ・痛み刺激にもまったく反応しない	

表2 劇症肝炎の原因[3]

	急性型（％）	亜急性型（％）
HBV	64.7	28.7
HAV	3.3	0.0
薬剤性	11.7	18.5
原因不明	20.8	52.8

HBV：hepatitis B，HAV：hepatitis A

患者状態の把握

急性肝炎から劇症化へのスピードがどの程度かを評価し，つぎに治療計画を決める必要がある（後述）．急性肝不全の重症度を肝性脳症のレベル（表1）と生化学データより把握する必要があり，肝性脳症は高度となると不可逆的となる．その一連の誘因物質は肝で代謝されている中分子量の物質であると考えられているが，特定はできていない．急性肝不全に対する血液浄化療法（この場合，ALS：artificial liver support）は肝性脳症が明確化する前に開始するにこしたことはない．

与芝らは，肝性脳症が明らかではないが，PT＜40％の急性肝不全症例で劇症化を予測する式：

$Z = -0.89 + 1.74 \times$ 原因ウイルス（1 = HAV, HBV 急性感染, 2 = HBV, HCV キャリア発症）$+ 0.056 \times$ 総ビリルビン濃度（mg/dL）$- 0.014 \times$ コリンエステラーゼ（U/L）

（PT＜40％ AND Z＞0 → 劇症化が予測される）

を考案し，早期 ALS 開始を唱導している[1]．また，肝のサイズを経時的に計測して肝障害進行のスピードを把握する必要がある．急性肝不全時に CRRT（continuous renal replacement therapy）を実施する目的は，①肝性脳症を惹起すると想定されている毒性中分子量物質の除去，②肝再生を妨げる液性因子の除去，③肝毒性物質の除去による肝不全進行防止，④水電解質バランスの管理，がおもなものである（ただし，①〜③の物質は特定できているわけではない）．さらに，肝不全による肝合成能低下が原因で，肝で合成される代表的な蛋白であるアルブミンやプロトロンビンが低下し，とくに後者では出血傾向助長の原因となりやすい．これらを改善させる目的で血漿交換（PE：plasma exchange）を実施する．一般に，急性肝不全時の ALS では CRRT，HDF（hemodiafiltration）と PE を併用して実施する．

治療上のポイント

　劇症肝炎では，高サイトカイン血症をはじめとした脳症や肝毒性，肝再生阻害に関連した液性増悪因子，グルタミン，エンドトキシンなどがおもに中分子領域に由来すると考えられており，これらを効率よく取り除く CRRT としては，日本では CHDF（continuous hemodiafiltration）を実施することが多い．その際に高効率な処方を行う場合が多いが，どうしてもダイアライザーは高膜圧状態となるため，膜寿命の低下に結びつきやすく，また回路内圧上昇も生じやすくなる．高濾過量を選択した場合には，より高い中分子量の除去効率を得られるものの，この傾向は顕著となる．症例ごとの循環動態を勘案しながら指示を決定していく．つぎに，当院での劇症肝炎症例に対する一般的な ALS を示す．治療計画としては CHDF〔HDF + PE 治療以外の時間帯〕と HDF + PE（おもに日勤帯，図 1）を組み合わせて実施することとしており，その典型的な設定を表 3-A, B に紹介する．

　高用量の補液を用いるほど肝性脳症からの改善率が高いとする見解があり[2]，当院では CHDF と HDF を組み合わせることで，診療報酬にほぼ沿った治療内容で，良好な改善効果を認めている．PE は 1.5 血漿容量（plasma volume）を置換することが多い．さ

サイドメモ 1　血漿交換に必要な血漿量の求め方

　治療に用いる血漿量は必要十分にオーダーするべきである．
　体重より血液量を推定することで（体重× 0.07），ヘマトクリット（Ht：hematocrit）を用いて，推定血漿量を

$$体重 \times 0.07 \times \left(1 - \frac{Ht}{100}\right) [mL]$$

という式で計算できる．ちなみに 50 kg，Ht 25 ％の症例では 1.5 血漿容量をオーダーする場合には約 4 L となる．なお，FFP は 120 mL/ 単位である．ヒューマンエラーを減らす意味からも 4 単位製剤で準備する．治療のための必要成分が失活しはじめるので，解凍後 30 分以内に治療開始することも重要である．

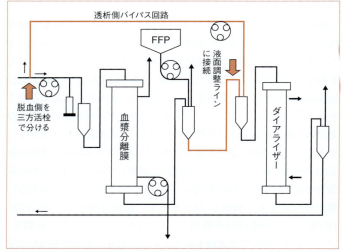

図1 PE＋HDF の回路構成図（並直列）

単純血漿交換で血漿が補充された後，血液透析が行われる．ここで FFP 中のクエン酸ナトリウムの除去，腎の補助が行われる．

並直列にすることで，TMP の許容上限値が低い血漿分離膜に流れる血流を抑えられる．こうして，血流を抑えることで，血漿分離膜内部での，TMP の上昇を抑えることが可能となる．さらに，血漿交換が先に終了した場合，あるいは血漿交換側の回路が凝血した際にも，血漿交換の部分だけ交換できるというメリットもある．

表3-A CHDF の使用機器と設定

コンソール	ACH-Σ
ヘモフィルタ	AEF-13
補液	サブラッド BSG
濾過	1,500 mL/h
補液	750 mL/h
透析液	750 mL/h
血流量	120〜150 mL/min
ナファモスタット	25〜30 mg/h［0.5 mg/kg/h］

表 3-B HDF + PE の使用機器と設定

[HDF]

コンソール	DBB-27
ダイアライザー	APS-21SA
補液	サブラッド BSG
総量	20 〜 30 L
透析液	キンダリー AF-2 号
透析液 K 補正	4.0 mEq/L（最終 K 濃度）
血流量	250 〜 300 mL/min
ナファモスタット	PE の凝固剤を使用

[PE]

コンソール	iQ21
ヘモフィルタ	OP-08
補液	FFP（fresh frozen plasma）
総量	約 40 単位（「サイドメモ 1」参照）
血流量	120 mL/min
ナファモスタット	35 〜 40 mg/h [0.5 mg/kg/h]

表 3-C 高効率な CHDF の処方例

コンソール	ACH-Σ
ヘモフィルタ	APS-21SA
補液	サブラッド BSG
濾過	2,000 mL/h
補液	1,500 mL/h
透析液	500 mL/h
血流量	150 〜 180 mL/min
ナファモスタット	30 mg/h [0.5 mg/kg/h]

らに，積極的な治療を要する場合には CRRT 側を表 3-C の処方としている．

いずれの CHDF の設定においても，小分子の原因物質は透析液流量が血流量の倍以上となっており，十分に除去できる．ヘモフィルタに CH-1.0SX 等を処方して PMMA-CHDF により効果をあげている報告もある．この場合，標準濾過量でよい．急性肝不全または劇症肝炎の初期に，CRRT と PE による治療でもちこたえて肝再生・肝機能の回復をみるのが好ましく，当院では図 1 に示すような並直列回路を使用している．一方，遷延した症例では肝移植が必要である．いずれにしても，ALS は再生・移植までの橋渡し的治療である．PE あるいは FFP とこれらの HDF または CHDF を併用したほうが，FFP 治療によるデメリットであるクエン酸負荷による代謝性アルカローシスの誘発や電解質バランスの乱れを防ぐことができる．

症例によっては，小分子や中分子量の液性増悪因子の体内蓄積量が増大していると想定され，CRRT を高効率な条件で開始すると不均衡症候群を生じるおそれがある．その場合は，脳圧をモニターして CRRT 処方を緩徐な条件に調節する．

近年欧米では，急性肝不全の治療法としてアルブミンを透析液側に用いることで蛋白結合性肝毒性物質除去をめざした手法 MARS (Molecular adsorbent recycling system) が考案され，一定の成績が紹介されている．その一方で，MARS は，医療経済上のコストに対して病態に応分の効果が不明確であることから，肝不全や肝性脳症の治療法として FDA がいまだ認可していない．

治療の効果と目標

与芝らが最初に報告した PE + HDF 併用療法の検討では，劇症肝炎 27 症例のうち 25 症例において意識レベルの改善を認め，肝移植施行例はないものの救命率 60 % であった．その後，わが国において HDF が劇症肝炎に広く用いられるようになり，全国調査における急性型劇症肝炎の生存率は 40〜50 % と大幅な改善をみた[3]．

急性肝不全に対する治療は，CRRT と PE を併用し高度で高額な医療資源を投入することとなるので，治療目標を明確化する必要がある．一般に，発病からまもなくの急性肝不全や劇症肝炎では，急性肝障害の進行度や重症度を早期に克服できれば，その時点での肝

> **サイドメモ2** **劇症肝炎に対する肝移植適応基準**
>
> 肝性脳症発現時に死亡のリスクが高い症例は肝移植の登録を行い，治療開始（脳症発現）から5日後に再評価し，ALS の効果判定とともに肝移植の必要性を決定する方式がとられている（下表参照）．2004年より肝移植の適応が劇症肝炎まで拡大された．しかし，現状は厳しい．たとえば，2008年には当院移植外科には25例の劇症肝炎症例の紹介があったが，24例（96％）は生体肝移植の対象とならなかった．8例は ALS を継続して回復，4例はすでに多臓器不全または脳症Ⅴ度と診断され，移植を断念，11例はドナー候補がなく生体肝移植を断念した．ALS のみで回復した8例以外の16例のうち，脳死肝移植を施行しえた1例以外は全例短期間に死亡している．
>
> **表 劇症肝炎における肝移植適応基準**
>
> ① 脳症発現時につぎの5項目のうち2項目を満たす場合は死亡を予測して肝移植の登録を行う．
>   1. 年齢 ≧ 45 歳
>   2. 初期症状から脳症発現までの日数 ≧ 11 日（即ち亜急性）
>   3. プロトロンビン時間 < 10 ％
>   4. 血清総ビリルビン濃度 ≧ 18 mg/dL
>   5. 直接／総ビリルビン比 ≦ 0.67
>
> ② 治療開始（脳症発現）から5日後における予後の再予測
>   1. 脳症がⅠ度以内に覚醒あるいは昏睡度でⅡ以上の改善
>   2. プロトロンビン時間 ≧ 50 ％に改善
>   以上の項目のうちで，求められる項目数が
>   2項目の場合：生存と予測して肝移植の登録を取り消す．
>   0または1の場合：死亡と再予測して肝移植の登録を継続．

再生予備能に依存して回復への転機をとりうる．しかし，超急性劇症型では発症から2〜3日間に肝が一気に障害されて拳大ほどに萎縮するため，肝移植以外では救命できない．一方，急性肝不全発症から11日以上経過して肝性脳症が発症するタイプを亜急性劇症型肝炎とよぶが，原因不明なことが多く，救命率20〜30％ときわめて予後不良である．これは病勢の経過中に肝予備能がほとんどなくなってしまうため，たとえ原因を克服できたとしても肝再生を期待することはできない．この場合も肝移植以外では救命不可能である．また，肝移植後の急性肝不全でTMAを併発している場合は薬剤性であることが多く，免疫抑制剤変更などを考慮しながら治療計画をたてる．このように，急性肝不全の治療に対するALS（当院では，CHDFとPE＋HDFの組合せ）は，あくまでbridging therapy（橋渡し的治療法）である．ALS単独では重症化してきた急性肝不全において肝再生を促すことはできない．逆に，病初期でALSを中止すると，肝再生のチャンスを失うことになる．このような点を明確化して治療提案を行っていく必要がある．

文献
1) Yoshiba, M. et al.：*J. Gastroenterol.*, **37**：916-921, 2002.
2) Yoshiba, M. et al.：*Artif. Organs*, **20**：1169-1172, 1996.
3) Takikawa, Y. and Suzuki, K.：*Hepatol. Res.*, **38**：S14-S18, 2008.

（野入英世）

memo

7 急性膵炎

● POINTS
◎診断基準に基づいて判定を行い,画像検査などにより原因精査を行う.
◎重症度判定を行い,重症度に応じた治療,モニタリングを行う.
◎初期治療は,輸液,絶食,除痛を行う.
◎重症急性膵炎には集中治療を行う.
◎ CRRT は renal indication, non-renal indication に対して行われるが,その有効性を証明した RCT は存在しない.

急性膵炎の定義と診断

急性膵炎とは,膵の内部および周囲に急性病変を生じた病態であり,表1に示した診断基準により診断し,表2に示した重症度判定基準に基づいて,軽症と重症に分けられる.

重症度判定はただちに行い,経時的(48時間以内から72時間まで)に再評価を行う.

重症急性膵炎では血管透過性の亢進により体液が third space へ移行し,肺水腫や有効循環血漿量の減少によるショック状態,あるいは腎前性の AKI の原因となることがしばしばみられる.急性膵

表1 急性膵炎診断基準

① 上腹部に急性腹痛発作と圧痛がある.

② 血中,または尿中に膵酵素の上昇がある.

③ 超音波,CT または MRI で膵に急性膵炎に伴う異常所見がある.

上記3項目中,2項目以上を満たし,他の膵疾患および急性腹症を除外したものを急性膵炎と診断する.ただし,慢性膵炎の急性発症は急性膵炎に含める.膵酵素は膵特異性の高いもの(膵アミラーゼ,リパーゼなど)を測定することが望ましい.

表2 急性膵炎重症度判定基準

【予後因子】（各1点）

① Base Excess ≦ －3 mEq/L または ショック（収縮期血圧 ≦ 80 mmHg）

② PaO_2 ≦ 60 mmHg（room air）または 呼吸不全（人工呼吸管理が必要）

③ BUN ≧ 40 mg/dL（または Cr ≧ 2.0 mg/dL）または 乏尿（輸液後も400 mL/day以下）

④ LDH ≧ 基準値上限の2倍

⑤ 血小板 ≦ 10万/mm³

⑥ 総Ca ≦ 7.5 mg/dL

⑦ CRP ≧ 15 mg/dL

⑧ SIRS診断基準において陽性項目数3以上

⑨ 年齢 ≧ 70歳以上

【造影CT grade】

① 炎症の膵外進展度
・前腎傍腔　　　0点
・結腸間膜根部　1点
・腎下極以遠　　2点

② 膵の造影不良域
・各区域に限局している場合　または　膵の周辺のみの場合　0点
・2つの区域にかかる場合　1点
・2つの区域全体を占める　または　それ以上の場合　2点

①＋②
　0～1点：Grade 1
　　2点：Grade 2
　　3点：Grade 3

※予後因子が3点以上　または　造影CT Grade 2以上の場合に重症とする．

炎は本来無菌的に発症するが，壊死組織に感染を合併することがあり（感染性膵壊死），敗血症性ショックを呈することがある．

治療

治療に関しては，「急性膵炎診療ガイドライン2010」[1]が発表さ

れている．図1に，このガイドラインで示されている基本的診療方針を示す．

❶ 輸 液

急性膵炎では，血管透過性亢進や膠質浸透圧の低下により循環血漿量が著明に減少する．このため，早期から細胞外液を中心とした十分な輸液を行うことにより血行動態を安定させる必要がある．重症急性膵炎では目標値が確立していないため，循環動態の安定（平均血圧 ≧ 65 mmHg）と尿量の確保（0.5 〜 1.0 mL/kg/hr 以上）を目標にする．

❷ 絶 食

経鼻胃管の留置は，軽症例では病態改善効果は認められていない

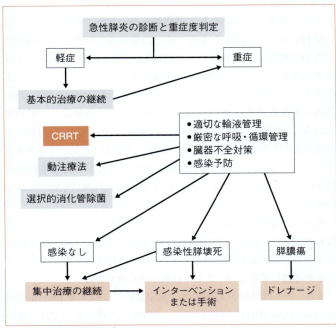

図1　基本的治療指針[1]

ことから，ルーチンには必要なく，腸閉塞合併症例や激しい嘔吐を伴う症例に留める．また，早期からの中心静脈栄養は，軽症例では有用性を認められていないが，重症急性膵炎ではエネルギー必要量が増加しており，経静脈栄養の施行により感染症発症率や入院期間の短縮を認めた[2-3]．

❸ 除 痛

疼痛は激しく持続的である．メタ解析では鎮痛剤の使用は疼痛を軽減し，治療の妨げにはならないことが報告されており，わが国のガイドラインにおいても推奨されている．

❹ 重症急性膵炎に対する CRRT

重症急性膵炎における CRRT には non-renal indication と renal indication が存在する．

【Non-renal indication】

十分な輸液にもかかわらず循環動態が不安定で利尿が得られない症例に対し，CRRT を考慮する．急性膵炎では中分子量物質である消化酵素（ホスホリパーゼ A2，分子量：13 〜 14 kDa，エラスターゼ 1，分子量：30 kDa）や各種炎症性メディエーター（サイトカイン）が多臓器不全（MOF）を惹起することが知られており，これらを除去することで，CRRT が臓器不全予防対策として有効であることが報告されている[4-5]．血液浄化法としては，循環動態・呼吸状態が不安定な場合もあり，また，持続的に産生される炎症性メディエーター除去のため，CRRT が行われる．中分子量物質の除去のためには，H(D)F，CH(D)F などの限外濾過を組み入れて治療を行うことを考慮する．

しかし，急性膵炎における CRRT の有効性を検討した RCT は行われていないため，その有効性は不明瞭のままであり，わが国のガイドラインにおいても推奨度 C1（科学的根拠は少ないが，行うことを考慮してもよい）として位置づけられている．

また，近年の報告では，臓器不全発症以前に CRRT を polymethyl methacrylate（PMMA）膜を使用して開始した群においては，救命率の差は認められなかったが，サイトカインの低下や多臓器不全

の発症率において有意差を認めたとするものもある．吸着では，吸着可能な物質の量に上限があること，その一方，濾過ではこうした除去量の上限がないため，大量濾過による除去が優れている可能性も考えられる．中国における臨床研究では，短時間の血液濾過を繰り返す方法により通常の治療よりも高い救命率が得られている（HR：0.35, 95 % CI：0.17−0.74）[6-7]が，大量濾過については，決まった方法や除去による臨床上の有用性に対する検討はなされていないのが実際である．

したがって，現時点では，重症急性膵炎に対するCRRTは臓器不全予防対策として位置づけられている．

【Renal indication】

重症急性膵炎では，しばしば急性腎障害（AKI）を合併する．腎補助療法としてHDを選択することはありうるが，多くは前述のように血行動態が不安定であり，CRRTを必要とする．

ガイドライン上では，十分な初期輸液にもかかわらず循環動態が不安定で利尿の得られない症例に対してはCHDFの導入を考慮すべきであると（推奨度B：行うよう勧められる）推奨されている．

※当院における急性膵炎に対するnon-renal indicationとしてのCRRTの一例を示す．

透析膜：エクセルフロー1.3, 血流量：100 〜 150 mL/min, 補液量：1000 〜 1,500 mL/hr, 透析液流量：1,000 mL/hr 抗凝固剤：メシル酸ナファモスタット30 〜 40 mg/hr

文 献

1) 急性膵炎診療ガイドライン2010改訂出版委員会（編）：急性膵炎診療ガイドライン2010. 金原出版, 2010.
2) Marik, P. E. and Zaloga, JP.：*Br. Med. J.,* **328**：1407−1412, 2004.
3) Al-Omran, M. et al.：Enteral versus parenteral nutrition for acute pancreatitis. Cochrane Database Syst. Rev. 2010：1：CD002837.
4) 平澤博之・他：重症急性膵炎におけるhumoral mediatorからみた持続的血液濾過透析（CHDF）の有効性に関する検討. 小川道雄監. 厚生省特定疾患

対策事業重症急性膵炎の救命率を改善するための研究班,平成 11 年度研究報告書. 2000, pp. 162-170.
5) Oda, S. et al.：*Ther. Apher. Dial.*, **9**：355-361, 2005.
6) Jiang, K. et al.：Early veno-veneous hemofiltration for severe acute pancreatitis：A systematic review. *Chin J. Evid-Based Med.*, **7**：121-124, 2007.
7) Jiang, K. et al.：*World J. Gastroenterol.*, **14**：1872-1877, 2008.

〔中村元信〕

memo

8 ARDS（急性呼吸窮迫症候群）

● POINTS
◎腎不全に伴うARDSに関してCRRTは適応があるが，一方でnon-renal indicationのCRRTは現在のところ推奨されていない．
◎臓器間のクロストークが注目され，とくにAKI症例ではARDSを高頻度に合併し予後不良であることから，肺腎連関の重要性が強調される．
◎ARDSに合併する呼吸性アシドーシスをCRRTで補正する場合には注意が必要である．

急性呼吸窮迫症候群（ARDS）

本症候群の概念の歴史は，心肺疾患の既往のない健常人がショックや外傷などに続発する急性の呼吸不全を呈することを1967年にAshbaughらが報告し[1]，その後，共著者のPettyらが成人呼吸窮迫症候群（adult respiratory distress syndrome：ARDS）という疾患概念を提唱したことにはじまる[2]．1994年に診断基準および表記の統一化がまとめられた[3]．また，小児にも発症しうることから，一時頻用された成人（adult）呼吸窮迫症候群という呼称から急性（acute）呼吸窮（促）迫症候群に統一することが決められた．2012年にThe ARDS Difinition Task Forceで新たな診断基準が提唱され[4]，発表された地にちなんでベルリン定義（The Berlin Definition）と呼ばれている．診断基準を表1に示す．①急性発症（1週間以内），②肺の酸素化障害，③胸部X線で両側性浸潤影，④左心不全徴候なし，などから成り立っているが，PEEPの存在が必須になったことと，以前はPaO_2/F_IO_2（動脈血酸素分圧／吸気酸素分画）の値が300 mmHg以下であれば急性肺障害（ALI），PaO_2/F_IO_2値が200 mmHg以下であればARDSと定義されたものが，

表1 ARDS 診断基準（The Berlin Definition）[4]

	Mild	Moderate	Severe
経過	急性発症（1週間以内）		
胸部X線所見	両側性浸潤影		
左心不全症状	なし		
酸素化能 PaO_2/F_IO_2	PEEP/CPAP ≧ 5 cmH_2O で 201〜300 mmHg	PEEP ≧ 5 cmH_2O で 101〜200 mmHg	PEEP ≧ 10 cmH_2O で 100 mmHg 以下
死亡率	27%	32%	45%
人工呼吸器装着日数（中央値）	5日	7日	9日

これらは連続した病態と捉えて PaO_2/F_IO_2 値により mild, moderate, severe ARDS と分類された点が大きな変更点である.

さまざまな多施設コホート研究の報告によると, ARDS の死亡率は40〜60%と高率であり, 重篤な病態であるといえる. ARDSの発症機序は, 高度の炎症に伴い肺内に集積した好中球から放出される活性酸素や蛋白分解酵素などにより, 肺胞隔壁（血管内皮・肺胞上皮）の透過性が亢進することで生じる非心原性肺水腫である[5].

ARDS の発症原因となる病態は, 直接損傷と間接損傷の2つに大別される（表2）[6,7]. 直接損傷のなかで重要なものは重症肺炎と狭義の誤嚥性肺炎である. 一方, 間接損傷として重要なものは敗血症であり, 全体の約40%を占めており, ARDS の原因としてもっとも頻度が高い[8,9].

肺腎連関

最近, 心腎連関（cardiorenal syndrome）といった概念が提唱され, 臓器間のクロストークが注目され, 慢性腎臓病（chronic kidney disease：CKD）と心血管合併症における心腎連関についてはさまざまなメカニズムが存在することが明らかになってきた. 急性腎障害（acute kidney injury：AKI）についても腎に限局した

表2 おもなARDSの原因となる基礎疾患[9]

直接損傷	間接損傷
頻度の多いもの	頻度の多いもの
肺炎	敗血症
胃内容物の吸引(誤嚥)	外傷,高度の熱傷(特にショックと大量輸血を伴う場合)
頻度の少ないもの	頻度の少ないもの
吸入傷害(有毒ガスなど)	心肺バイパス術
再灌流肺水腫(肺移植後など)	薬物中毒(パラコート中毒など)
溺水	急性膵炎
放射線肺傷害	自己免疫疾患
肺挫傷	輸血関連急性肺傷害(TRALI)

障害だけでなく,遠隔臓器である肺・心臓・脳などの障害が惹起されることが知られている.

高い死亡率を示す多臓器不全のなかでも,とくにAKI症例ではARDSを高頻度に合併し,その場合の死亡率は60〜80%程度に及ぶと報告されていることからも肺腎連関の重要性が強調される.肺腎連関の病態については古典的には尿毒症肺(uremic lung)を意味し,血管透過性亢進という因子に加えて,体液過剰によるvolume overloadの病態と好中球活性化などの炎症による病態が混在しており,末期腎不全症例に生じるuremic lungには前者が,ICUにおいてAKIに合併して発症したARDSにおいては後者が,重要であると考えられている[10, 11].

ARDSとCRRT

ARDSの増悪因子となる血液中の液性因子やサイトカインなどを除去する目的で,血液浄化療法が施行される場合がある.わが国では血液中エンドトキシンの除去を目的にPMX-DHP(polymyxin-B immobilized colum direct hemoperfusion)による

エンドトキシン吸着療法と，体内の水分除去をおもな目的とする持続的血液濾過透析（continuous hemodiafiltraion：CHDF）が臨床の現場で行われている．PMX-DHPはARDS患者において酸素化および循環動態が改善するという報告や，内因性大麻の一種のアナンダマイドや炎症後期のメディエーターであるHMGB-1（high mobility group box-1）の吸着などが報告されているが，敗血症患者の経過におけるARDS発症率や，生存期間に対する有用性を立証したRCTの報告はないため，現在のところARDS患者に対するPMX-DHP治療は推奨されていない[9]．

CHDFは輸液管理上や，水分・代謝産物の除去，電解質，酸塩基平衡などの全身管理に有用である．PMMA（polymethyl methacrylate）膜によるCHDFは血中の炎症性サイトカインが除去可能で，酸素化能改善率と相関するという報告があるが，一方では敗血症患者のサイトカイン濃度はCHDFによって変化せず，臓器不全数も変わらないとのRCTの報告もある[12]．また，ARDS患者の生存期間などに対するCRRTの効果を検証したRCTが十分検討されていない．このため，薬剤投与を行っても利尿が得られない腎不全に伴うARDSに関してCRRTは適応があるが，一方でnon-renal indicationのCRRTは現在のところ推奨されていない[9, 13]．

サイドメモ　AKIに合併する肺障害の機序

基礎研究において，マウス両腎摘によるAKIモデルを作成すると，肺では多数の好中球浸潤があることが知られている．最近の研究では，好中球浸潤に加えて，血中および肺組織における好中球エラスターゼ（neutrophil elastase：NE）活性が上昇していることが明らかになり，特異的NE阻害薬によりNE活性のほか炎症性サイトカイン産生や血管透過性亢進などの肺障害が軽減することがわかった．

AKIに合併する肺障害のメカニズム解明や新たな治療の開発は，重要な意義があると考えられる．現在のところAKIはICU症例の約30～40％，ARDSは人工呼吸器管理を要する症例の約20％に発症すると報告されているので，両者を合併した重篤な多臓器不全症例を含めて，予後改善が期待できる可能性があるからだ[10]．

ARDSに合併する呼吸性アシドーシスをCRRTで補正する場合の注意点

　CRRTを必要とするAKIでは，代謝性アシドーシスを呈することが通常であり，過アルカローシスへの懸念からも透析液および置換液の重炭酸濃度は30〜35 mEq/Lに設定されている．ARDSに伴い，高度呼吸性アシドーシスを合併した症例がAKIをきたした場合にCRRTの適応となる場合があるが，重炭酸濃度のモニタリングと補正には注意が必要である．上記の高度呼吸性アシドーシスのみならず，加えて代謝性アルカローシス（利尿薬使用や脱水による）を合併した場合，血中の重炭酸濃度が35 mEq/Lより高値となる場合がある．そのような状況でCRRTを開始した場合に，急激な重炭酸濃度の低下とそれに伴うpH低下を認める場合があるので，CRRT施行時に重炭酸補充の併用などを検討する必要がある[14]（詳細は，Ⅲ-4.「合併症：電解質異常」における重炭酸イオンの解説箇所を参照のこと．p.93）．

文　献

1) Ashbaugh, D. G. et al.：*Lancet*, **2**：319-323, 1967.
2) Petty, T. L. and Ashbaugh, D. G.：*Chest*, **60**：233-239, 1971.
3) Bernard, G. R. et al.：*Am. J. Respir. Crit. Care Med.*, **149**：818-824, 1994.
4) ARDS Definition Task Force：*JAMA*, **307**：2526-2533, 2012.
5) Ware, L. B. and Matthay, M. A.：*N. Engl. J. Med.*, **342**：1334-1349, 2000.
6) Doyle, R. L. et al.：*Am. J. Respir. Crit. Care Med.*, **152**：1818-1824, 1995.
7) Hudson, L. D. et al.：*Am. J. Respir. Crit. Care Med.*, **151**：293-301, 1995.
8) Bone, R. C. et al.：*Chest*, **101**：1644-1655, 1992.
9) 社団法人日本呼吸器学会ARDSガイドライン作成委員会：ARDS診療のためのガイドライン第2版．秀潤社，2010.
10) 土井研人・他：日本腎臓学会誌，**53**（1）：18-24, 2011.
11) Faubel, S.：*Adv. Chronic Kidney Dis.*, **15**：284-296, 2008.
12) Cole, L. et al.：*Crit. Care Med.*, **30**：100-106, 2002.
13) 鮎川勝彦：呼吸不全．急性血液浄化法徹底ガイド 第2版．（篠　正博，秋葉忠男 編）．総合医学社，2010, pp. 129-135.
14) 正路久美・他：腎と透析 67巻別冊 HDF療法'09：167-169, 2009.

〔比留間孝広〕

9　周術期のCRRT

> ● **POINTS**
> ◎周術期には多くのAKIのリスクファクターが関与することを十分に認識しておく．
> ◎術後にCRRTを要することが多いが，患者の状態，手術内容によっては，術前，術中にも必要となることがある．
> ◎周術期のCRRTの適応，治療量に関する考え方は，現時点では通常のCRRTのものと区別されておらず，同様に対応する．
> ◎ナファモスタットはCRRTに対し投与された際には，出血リスクを有することに注意が必要である．

通常 RRT は AKI に対して，もしくは既存の ESRD に対して施行されるが，周術期においても同様である．周術期特有の問題としては，周術期そのものが AKI のリスクファクターであることが挙げられる．また CRRT の適応自体も通常と同様であるが，循環動態が不安定になりやすい心臓手術や侵襲の大きい手術，また脳浮腫や頭蓋内圧亢進を合併していることもある脳外科的手術では，CRRT の適応を満たすことが多い．

周術期の AKI

1 リスクファクター

AKI の一般的なリスクファクターとして表1のものが知られている[1]．手術そのもの（とくに緊急手術），周術期に合併することも多い敗血症，周術期に使用されることの多い NSAIDs，アミノグリコシド系抗菌薬，ヨード系造影剤といった腎毒性物質，手術の対象疾患であることの多い癌や背景疾患であることの多い慢性疾患がリスクファクターであるため，AKI は周術期にとくに注意しなければならない合併症の一つである．手術患者の 10 〜 23 % は術後 AKI を合併するとされ，また院内発症の AKI の 30 〜 40 % は

表1 AKIの一般的なリスクファクター

侵襲	背景因子
敗血症	脱水
重症疾患	高齢者
循環不全	女性
熱傷	黒人
外傷	CKD
心臓手術（とくに人工心肺を要するもの）	慢性疾患（心，肺，肝）
大手術	糖尿病
腎毒性物質	癌
ヨード系造影剤	貧血

周術期に発生すると報告されている[2,3]．

　人工心肺を要する心臓手術後のAKIの発生頻度は，定義によりかなり幅があるものの最大30％にも達し，その発生頻度は術式によっても異なることが知られている．透析を要するAKIの発生頻度については，冠動脈バイパス術（coronary-artery bypass grafting：CABG）では1％，弁置換術では1.7％，両者の同時手術では3.3％と報告されている[4]．人工心肺を使用しない心拍動下冠動脈バイパス術（off-pump CABG）は人工心肺を用いる術式（on-pump CABG）と比較し，術後30日以内のAKIの発生率を減少させるが，透析を要するAKIの発生頻度や1年後の腎機能の改善は示せていない[5,6]．

　手術中に大動脈のクランプが必要であり，腎臓が虚血にさらされる胸腹部大動脈瘤修復術ではさらに発生率が高く，透析を要するAKIが3～27％で発生したと報告されている[7]．

　また閉塞性黄疸に対する手術もAKIのハイリスクであり，約8～10％で急性腎不全を合併する．血中に蓄積した胆汁酸による血管抵抗・心機能の低下，胆汁酸が腸管に排泄されないことによるエンドトキシン血症が原因と考えられている[8]．

リスクスコアリングが報告されており,心臓手術では透析を要するAKIの発症率を[9-11],非心臓手術ではクレアチニン(Cre)が前値より2mg/dL以上上昇するAKIの発症率を推測することが可能である[12].

❷ AKIの予防

hANP(ヒト心房性ナトリウム利尿ペプチド)やプロポフォールの術中の投与がAKIの予防に有効である可能性はあるものの[13, 14],現時点では有効性が確立したAKIの発症を予防する薬物は存在しない[15].

したがって通常のAKIの予防と同様に,ハイリスク症例を同定し,是正可能なリスクファクターを有す症例では術前に積極的に是正する.

観察研究により,手術中の低血圧の持続時間と術後AKIの関連が報告されているため,可能な限り術中も血圧を適切に維持する.ただ観察研究の限界として,実際にAKIと因果関係があるとまでは示せておらず,また症例毎に適切な目標血圧が異なる可能性も指摘されている[16].

その他,術式特異的な予防として以下のものが挙げられる.

① 冠動脈バイパス術:冠動脈造影実施後5日以内の冠動脈バイパス術の施行はAKIのハイリスクであるため,回避することが望ましい[17].
② 胸腹部大動脈瘤修復術:クランプは可能な限り短時間とし,クランプ中は4℃に冷却した血液もしくは晶質液で腎臓を灌流する[18].
③ 閉塞性黄疸に対する手術:術前の胆汁酸の経口投与がAKIを予防する可能性が報告されている[19].

❸ 手術中の輸液

従来手術中の輸液は,出血量,尿量,手術時間,体重などにより計算される固定量を投与されていた(fixed volume therapy).しかし,体液過剰(fluid overload)になる傾向が強いため,肺炎,肺水腫,腸管機能不全を合併し,在院期間を延長させる.したがっ

て，現在では大手術においては用いられることが少なくなってきている．代わりに用いられるのが，昇圧剤を積極的に使用し，従来より少ない維持輸液量を投与する方法（restrictive fluid therapy），もしくは経食道心エコーなどで得られる指標をもとに輸液量，強心剤，昇圧剤を調整する方法（goal-directed fluid therapy）である．

AKI に関しても，goal-directed fluid therapy により，積極的に強心剤を用い，過剰な輸液投与をしないことで発生率が低下することが報告されている[20]．

重症患者に対してと同様に，周術期も高クロール（Cl）の輸液が合併症を増加させる可能性が指摘されており，生理食塩水は必要なければ回避することが望ましい[21]．また重曹の投与も，AKI を予防しないばかりか死亡率を上昇させる可能性があるため，必要時以外は使用しない[22]．

周術期の CRRT

❶ 術前・術後に CRRT が選択される症例

通常の CRRT の適応と同様に，血液浄化が必要で間歇的血液透析（intermittent hemodialysis：IHD）に耐えられない症例で選択される．また，有効性は確立していないもののサイトカインや肝性昏睡物質の除去を目的とする場合，モダリティとして持続的な濾過が望ましいため，CRRT が選択される．具体的には，以下の症例が挙げられる．

① 循環動態が不安定な症例
② IHD では目標除水量が達成できない症例
③ 心疾患合併例や脳血管障害合併例
④ 重度の Na 濃度異常を呈する症例
⑤ 進行性の高度の代謝性アシドーシス
⑥ 進行性の高カリウム血症
⑦ 肝不全合併例
⑧ 重症急性膵炎
⑨ 敗血症

これらの症例では，術前の腎機能，手術の侵襲性，その他のリスクファクターを考慮しながら，周術期は注意深いモニタリングを行う．RRT の適応であると判断された場合，バイタルが安定して IHD に耐えられると判断されるまでは CRRT を施行する．ただ，CRRT では抗凝固薬の持続投与が必要であり，IHD と比較し出血リスクが高いため，施行に際しては個々の症例ごとの検討が必要である．治療法の選択においては施設間の違いも大きいと考えられるが，CRRT の方が体液量のコントロールが容易であるため，当院では，①カテコラミンを減量できたこと，②治療に必要な輸液量が IHD で除水可能であること，③おおよその目標として抜管できたこと，などを指標として IHD に移行できるかを症例ごとに当該科と打ち合わせを行っている．

❷ 術中に RRT が選択される症例

術中に RRT が施行されることが予想される場合には，あらかじめ一時的バスキュラーカテーテルを留置しておく．下記に術中に RRT が施行される場合の主なものを挙げる．

① 補正が困難な体液バランス異常が術中に起こった場合
② 術中の長時間阻血などにより高カリウム血症を主体とする体液の質の異常が起こった場合．ただし，体液の質をコントロールする際には高浄化量（排液流量 3～5 L/hr）が必要となることが多い．
③ 維持透析患者に代表される腎不全患者が長時間手術にのぞむ場合（一般的には 8 時間程度までの手術であれば，術前日に十分に IHD などでカリウムを低下させておけば手術中の RRT は不要である）．
④ 開心術で，心保護液としてカリウムが負荷される場合．この場合には，人工心肺の装置に RRT の装置を接続し，装置内の血液のカリウム除去を行うこともある．

抗凝固薬の選択

CRRT 施行中，もしくは IHD においても術後数日はナファモスタットメシル酸塩の選択が一般的である．IHD ではナファモスタットメシル酸塩は回路内に限局的な抗凝固剤と理解されているが，CRRT では十分に除去できないため，投与量の 1/2～2/3 は活性を有した状態で体内に投与され，凝固時間が延長してしまうことに留意する．

手術，あるいは合併症による hypercoagulability のため，ナファモスタットメシル酸塩では頻繁に回路内凝固をきたしてしまう症例に時おり遭遇する．このような場合には，未分画ヘパリンや低分子量ヘパリンを併用する（1～2 単位 /kg/hr）こともある．少量の投与では問題となることはないが，低分子量ヘパリンは腎排泄性であるため腎不全患者では効果が一律でないこと，また ACT ではモニタリングできないことに注意が必要である．

まとめ

周術期の CRRT の適応は通常の適応と同様である．ただ，周術期には多くのリスクファクター，適応疾患が関与するため，CRRT の適応を満たすことも多い．ハイリスク患者の手術にあたっては，術前より複数科，多職種が連携して対応することが望ましい．予防及び早期診断・早期介入が行えるように，施設ごとに周術期 AKI のハイリスク患者に対する適切なシステムを構築することが重要である．

文　献

1) Kidney Disease：Improving Global Outcomes（KDIGO）Acute Kidney Injury Work Group, et al.：*Kidney Int Suppl*, **2**：1-138, 2012.
2) Sykes, E. et al.：*Ann R Coll Surg Engl*, **89**：22-9, 2007.
3) Thakar, C. V.：*Adv Chronic Kidney Dis*, **20** 67-75, 2013.
4) Rosner, M. H. et al.：*Clin J Am Soc Nephrol*, **1**：19-32, 2006.
5) Lamy, A. et al.：*N Engl J Med*, **366**：1489-1497, 2012.
6) Garg, A. X. et al.：*JAMA*, **311**：2191-2198, 2014.

7) Kashyap, V. S. et al. : *J Vasc Surg*, **26** : 949-955 ; discussion 55-57, 1997.
8) Green, J. et al. : *J Am Soc Nephrol*, **5** : 1853-1871, 1995.
9) Thakar, C. V. et al. : *J Am Soc Nephrol*, **16** : 162-168, 2005.
10) Mehta, R. H. et al. : *Circulation*, **114** : 2208-2216 ; quiz 08, 2006.
11) Wijeysundera, D. N. et al. : *JAMA*, **297** : 1801-1809, 2007.
12) Kheterpal, S. et al. : *Anesthesiology*, **110** : 505-515, 2009.
13) Sezai, A. et al. : *J Am Coll Cardiol*, **54** : 1058-1064, 2009.
14) Yoo, YC. et al. : *Kidney Int*, **86** : 414-422, 2014.
15) Zacharias, M. et al. : *Cochrane Database Syst Rev*, **9** : CD003590, 2013.
16) Brady, K. et al. : *Anesthesiology*, **119** : 495-497, 2013.
17) Mehta, R. H. et al. : *Circulation*, **124** : S149-155, 2011.
18) Lemaire, S. A. et al. : *J Vasc Surg*, **49** : 11-19 ; discussion 19, 2009.
19) Cahill, C. J. : *Br J Surg*, **70** : 590-595, 1983.
20) Prowle, J. R. et al. : *Crit Care*, **16** : 230, 2012.
21) Shaw, A. D. et al. : *Ann Surg*, **255** : 821-829, 2012.
22) Haase, M. et al. : *PLoS Med*, **10** : e1001426, 2013.

(山下徹志)

memo

10 頭蓋内疾患

● POINTS
◎ 頭蓋内疾患を有する患者では,脳灌流圧維持のために頭蓋内圧を上昇させないよう注意する
◎ 血圧・血漿浸透圧の変化率を下げるため,IHD よりも CRRT が望ましい
◎ 頭蓋内圧が上昇する疾患では血液透析よりも血液濾過または血液濾過透析を選択する
◎ 頭蓋内の出血性疾患で CRRT を要する場合,止血処置施行後にメシル酸ナファモスタットなどの抗凝固薬を用いて CRRT を行う

頭蓋内疾患で CRRT を要する疾患

維持透析患者において頭蓋内疾患を合併するときや頭蓋内疾患を伴う患者で急性腎障害も合併するとき,CRRT は腎代替療法の有力な選択肢となる.ここでの頭蓋内疾患は表 1 に掲げるものがあげられる.

表 1 頭蓋内疾患

1.	出血	脳内出血,硬膜下血腫,硬膜外血腫,クモ膜下出血
2.	虚血	脳梗塞
3.	腫瘍	原発性脳腫瘍(神経膠腫,神経膠芽腫,髄芽腫,髄膜腫,悪性リンパ腫等),転移性脳腫瘍
4.	感染	髄膜炎,脳炎,脳膿瘍
5.	代謝性	糖尿病性ケトアシドーシス,非ケトン性糖尿病性昏睡,肝性脳症
6.	その他	脳挫傷,高血圧性脳症,中毒(薬剤性・アルコール等),血管炎,血栓性微小血管障害症

頭蓋内圧に関する病態生理

❶ 頭蓋内圧（intracranial pressure：ICP）

一般に，脳灌流圧は

（脳灌流圧）＝（平均動脈圧）－（頭蓋内圧）

で規定される．頭蓋内圧が上昇すると脳灌流圧が低下するため，頭蓋内疾患においては脳灌流圧を 50 〜 60 mmHg 以上にするよう頭蓋内圧をコントロールすることが目標となる．

頭蓋骨内は，その 80 ％が脳実質，10 ％が血管，10 ％が脳脊髄液（cerebrospinal fluid：CSF）で構成されるが，このいずれかの容積が増加すると頭蓋内圧が上昇する．

すなわち，

- 脳浮腫や腫瘍・血腫などの占拠性病変（space occupying lesion：SOL）により脳実質の容積が増す場合
- 脳内の血液量が増加する場合，脳の静脈血栓症の場合
- 脳脊髄液が増加する場合

に頭蓋内圧が上昇する．以下はこの3つの場合に分けて説明する．

❷ 脳浮腫

脳浮腫では頭蓋内容積が増加し，結果として頭蓋内圧上昇に至る（図1）．このため，頭蓋内疾患においては脳浮腫をコントロールする必要がある．

脳浮腫が起こる際には頭蓋内圧が上昇しないように緩衝機構が働く．

① この緩衝機構は脳内の血液量や脳脊髄液の減少により起こるが，疾患の進行が早いとこれが機能しきれない．

② 頭蓋内に緩徐に増大する病変がある場合では，低酸素血症や高炭酸ガス血症が急激な頭蓋内圧上昇のきっかけとなることもある．同様に平均動脈圧の急激な低下は，脳灌流の低下から反射性の血管拡張を招き，結果として頭蓋内圧上昇に至りうる．

③ このため，脳浮腫のコントロールに加えて頭蓋内圧上昇の契機となりうる状況をつくらないことも必要である．

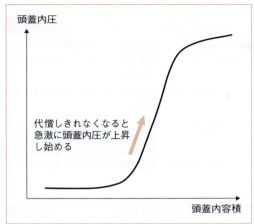

図1 頭蓋内容積と頭蓋内圧の関係

❸ 脳内の血液量に関する病態生理

脳内の血流量が増加する原因は、てんかん様神経活動が持続する場合、何らかの原因で血管調節が障害される場合、高炭酸ガス血症などの生理的刺激がある場合、脳内の血管が拡張する薬剤などの薬理的刺激がある場合である.

❹ 脊髄液に関する病態生理

脳脊髄液は脳室内の脈絡叢で産生され、くも膜顆粒から再吸収されたり脊髄を経て静脈やリンパ系に取り込まれたりすると考えられている. その産生・吸収量は、動脈からの流入量や脳実質圧、静脈の静水圧の影響を受けるが、脳脊髄液の産生が増加する時や吸収が障害される時、血腫や脳実質の浮腫などの圧迫により脳から脊髄への流路の途中が狭窄または閉塞する時には、頭蓋内圧が上昇する.

頭蓋内疾患と腎代替療法

❶ 腎代替療法の選択

脳浮腫を伴う患者に腎代替療法が必要となるとき、脳灌流の安定が重要となる. 脳灌流の安定には循環動態の安定が求められるため、腎代替療法に伴った血圧や血漿浸透圧などの変化が極力少ないもの

表2 各種腎代替療法の比較

	長　所	短　所
CRRT	血管内容量の変化が小さい 血漿浸透圧の変化が小さい 冷却可能	抗凝固薬による出血リスクがある カテーテル留置に伴う感染等のリスクがある
IHD	抗凝固薬を使用しないようにできる	CRRTよりも血圧や浸透圧変化が大きい
PD	血漿浸透圧の変化が小さい 冷却可能 抗凝固薬不要 APDを含めた緩徐な治療が選択可	透析液のNa濃度が低い 透析液が高浸透圧であるため，脳灌流圧が低下する可能性がある

がよい．この点でCRRTは望ましい選択肢といえる．各種腎代替療法の比較を表2に示す[2]．

間欠的血液透析（intermittent hemodialysis：IHD）では，脳脊髄液以外の尿素などの浸透圧物質はCRRTよりも急速に除去されることになる．一方，脳脊髄液・脳細胞内の尿素などは除去されないため，浸透圧勾配が形成され，水が細胞内に移行する結果，頭蓋内圧が上昇する．

❷ 脳浮腫の危険性のある患者にCRRTを施行するときの注意点

循環動態を安定にする，あるいは血漿浸透圧の変化を緩徐にするために表3のような工夫を行う．

❸ CRRTを施行する際の抗凝固剤の選択

頭蓋内圧モニターを留置する場合，抗凝固薬の使用が必須となるため出血リスクを考慮する．留置しない場合，出血リスクという点だけでは抗凝固薬は使用しないのが望ましいが，抗凝固薬の使用量を極力減少させようとすることで回路内凝血の危険性が増加する．実際にはナファモスタットメシル酸塩を用いることが多い．海外ではプロスタサイクリンも抗凝固薬の選択肢にあげられるが，血圧低下から頭蓋内圧上昇を招く危険性に加え，わが国では保険適応の問題がある．また，頭蓋内の血腫や出血性疾患においてはCRRTの前に止血処置を行っておく必要がある．

表3 脳浮腫の危険性のある患者にCRRTを施行する際の工夫

- 高Na透析液を用い血清Naを140 mEq/L以上に保つことで、BBB内との浸透圧差を小さくする[4]
- 透析液温度を35℃または体温と同じ温度にすると循環動態が安定する
- 透析液流量を減少させる、膜面積が小さいダイアライザーを用い、透析中の変化を緩徐にする
- 透析液の重炭酸濃度を28〜30 mmol/Lまで減少させることで、血中の重炭酸濃度の変化を極力少なくすることができる
- 生食でなく等張重炭酸ナトリウム液によるプライミングにより、治療開始時のブラジキニン産生による血圧低下を防げる可能性がある
- 腎代替療法中の脳灌流圧低下に対してマンニトールを用いる場合、20％マンニトール100 mLを10〜15分以上かけて点滴する[5]

文献

1) Smith, M.：*Anesth. Analg.*, **106**：240-248, 2008.
2) Davenport, A.：*Semin. Dial.*, **22**：165-168, 2009.
3) Davenport, A. et al.：*Am. J. Kidney. Dis.*, **14**：516-519, 1989.
4) Grant, IS. and Andrews, PJD.：*Br. Med. J.*, **318**：113-120, 1999.
5) Davenport, A.：*Contrib Nephrol.*, **156**：333-339, 2007.

(本田謙次郎)

サイドメモ　脳浮腫

　頭蓋内疾患を有する患者にCRRTを施行するとき、脳浮腫の管理は頭蓋内圧、脳灌流圧につながることから重要である。脳浮腫は、主にcytotoxic edema, vasogenic edemaの2種類が提唱されている。

　cytotoxic edemaは、主にグリア細胞（glial cells：astrocyte, oligodendrocyte, microglia）が腫脹する結果として起こるものであり、blood-brain barrier（BBB）は保たれる。脳細胞が虚血等によりATPが枯渇すると、細胞膜にあるNa^+/K^+-ATPase等が障害され、浸透圧物質の細胞内への取り込みが持続する。一方、血管原性浮腫はBBBの構造が障害を受ける結果、蛋白豊富な滲出液が血管から脳実質に移動し、浮腫が起こる。これら2種類の浮腫以外にも髄液圧の上昇により脳脊髄液が漏出することに起こるinterstitial edemaがあり、高度の水頭症やSIADHにおいて見られる。

11 その他：代謝障害，薬物中毒など

● POINTS
◎代謝障害，薬物中毒に対する血液浄化は，腎の代替または原因物質の除去のいずれかのために行う．
◎原因物質の除去が有効かどうかは分子量，蛋白結合率，分布容積，内因性クリアランスとの差（→半減期）によって決定する．
◎原因物質の除去を目的とした場合，一般に間欠透析や活性炭による血液吸着のほうが優れている．

代謝障害に対する血液浄化の適応

薬物中毒に代表される，体内に代謝できない物質・薬物が残存して症状を呈する代謝障害に対して血液浄化を導入する目的は，①腎の代替（renal indication）のためと，②原因物質の除去のために大別される．

多くの代謝障害，薬物中毒は代謝性アシドーシスや腎不全をきたしうるために，これをサポートする目的で血液浄化を必要とする．この場合の導入基準などは一般的な renal indication と同様であるが，**症状が進行する可能性を考えて血液浄化を早期に開始したほうがよい場合があることに注意する．**

原因物質の除去が可能か

Pond は急性薬物中毒における血液浄化の適応を「血液浄化によって薬物除去率が 30 % 以上増加する場合」としている[1]．当然であるが，原因物質の除去を有効に行えるかを吟味して適応を考えるべきである．有効性を規定する原因物質の因子として分子量，蛋白結合率，分布容積，内因性クリアランスとの差（→半減期）を考えなくてはならない（表1）．

表1 血液浄化の有効性を規定する因子

① 分子量
　透析での除去は分子量1,000 Da前後までが高効率であるが，ほとんどの薬物はこの範囲である．分子量が大きい場合，濾過に重点をおく必要がある．

② 蛋白結合率（protein binding ratio：PBR）
　多くの薬物は血中でアルブミン（66,000 Da）と結合して存在するため透析・濾過により除去されにくい．このようにPBRが高い物質はHDが有効になりにくく，一般にPBR90％以上の薬物は透析・濾過で除去できないとされる[2]．

③ 分布容積（volume of distribution：Vd）
　体内総物質量/血中濃度をVdとし，脂溶性が高いなど血中以外に分布しやすいものほど値が大きくなる．血液浄化が有効となるVdは1 L/kg未満とされる．

④ 内因性クリアランスとの差（→半減期）
　内因性クリアランス（全身でのクリアランス）を大きく上回らなくては血液浄化が有効にはならない．内因性クリアランスの大きい物質は半減期が短く血液浄化の有効性は低い．

　たとえば横紋筋融解症におけるミオグロビン（17,000 Da）は腎毒性物質であり濾過により除去することができるが，CRRTにおけるクリアランスは内因性クリアランスに比べて非常に小さいため有効な除去はできず，evidenceもない．しかし，腎不全となった場合の腎の代替の目的は果たすことができる．

　同じ物質でも病態に応じてこれらの因子は変化することがある（たとえば，一般に低アルブミン血症では蛋白結合率（protein binding ratio：PBR）は減少する，一部の中毒下では代謝の問題によりPBR，内因性クリアランスが低下する）ので，病態ごとに考える必要がある．

　上述の除去効率に加えて致命的な中毒や特効薬が存在しない中毒では血液浄化を考慮すべき理由となる．これらを踏まえて日本中毒学会が提案する急性中毒における血液浄化の適応基準を表2に示す[3]．

表2　血液浄化法の適応基準

① 分布容積が小さい
② PBR が低い（血液吸着は PBR が高い物質も除去しうる）
③ 脂溶性が低い
④ 血中濃度が危険域に達したことが推定，あるいは確認されている
⑤ 高い血中濃度で重篤，あるいは致死的になりうる
⑥ 十分な内因性クリアランスが期待できない
⑦ 有効な拮抗薬や特異的な治療が存在しない

血液浄化法の選択（CRRT でよいのか？）

　物質除去を目的に血液浄化を行う場合は前述の**物質除去の条件を全て満たしていることが必要**であり，血漿交換などを含めた広い血液浄化を考慮する必要がある．例えば一部の中毒では活性炭カラムを用いた血液吸着（direct hemoperfusion：DHP）が有効となる（DHP は，PBR や分子量が大きくても除去可能，保険適応あり）．**物質除去を目的に CRRT または間欠透析（IHD）を行う場合，単位時間あたりの除去の効率（クリアランス）が強く求められるため，導入するなら血行動態が許す範囲で IHD とすべきことが多い．**

　腎の代替という目的では HD でも CRRT でもよい．**血行動態が不安定であれば CRRT を選択する**点は他の疾患と同じである．コストや労力の問題はあるが，近年報告される high volume, high flow CHDF や SLEDD（「サイドメモ」参照）として，クリアラン

> **サイドメモ**　SLEDD(sustained low efficiency daily dialysis)
> 　SLEDD は，間欠透析装置を用いて Qb 100〜200 mL/min, Qd 200〜300 mL/min の低効率透析を 8〜12 時間行う方法[6]である．通常の CRRT よりも除去効率がよく，循環動態が不安定な患者にも低コストで安全に施行できるとして注目されており，中毒患者に有効であったとする症例報告が多くある．

原因物質の除去を目的として血液浄化が適応となる中毒

中毒は原因が無数に存在するため,中毒診療はメジャーなものを除いて何らかの成書[4]を参照しながら行う必要があり,薬物ごとにPBR,Vdなどのパラメータに加え,血液浄化が有効かどうかの記載もあることが多いので,参考にするとよい.実際に除去を目的として血液浄化が必要となる中毒は非常に少なく,アメリカでも0.07％であったとされる[5].よってある程度の頻度で存在する中毒で血液浄化が有効なものを列挙することができる(表3).また,

表3 血液浄化が有効な中毒

① リチウム
分子量,Vdともに非常に小さいため,もっともHDの有効な薬物の1つ.意識障害,痙攣が起こる.透析6～8時間後のリバウンドに注意.

② バルビツレート
半減期が長く,昏睡・呼吸抑制が遷延する.HDが有効.

③ サリチル酸塩
昏睡,呼吸不全に加えて代謝性アシドーシス,腎不全を起こす.HDが有効.

④ テオフィリン
不整脈,痙攣,ショック,代謝性アシドーシスを起こす.DHPが有効.

⑤ アルコール類
エチレングリコール,エタノール,メタノール,イソプロパノールなど,多彩な症状をとるが,腎不全,代謝性アシドーシスもきたす.HDが有効.

⑥ バルプロ酸
代謝性アシドーシス,高アンモニア血症となる.HDが有効.

⑦ カルバマゼピン
DHP有効であるが,HDでも有効だったとする報告もある.

⑧ キノコ毒
アマニタトキシンは肝不全となる.できるかぎり早期のDHPが有効.

⑨ パラコート
不可逆性の肺線維症となる.できるかぎり早期のDHPが有効.

表4 血液浄化で除去しうる薬物

	薬物名	分子量	Vd (L/kg)	蛋白結合率 (%)	クリアランス (mL/min)		
					内因性	HD	HA
アルコール	イソプロパノール	46			170〜320	120〜160	(−)
	エタノール	46	0.6	0.0	64	100〜200	(−)
	エチレングリコール	62	0.8	0.0	44	98〜176	(−)
	メタノール	32	0.6	0.0			
臭化物	臭化カリウム						
	ジスチグミン臭化物	576					
	ネオスチグミン臭化物	303		15.0			
精神病薬	リチウム	7	0.8	0.00	20	150	(−)
アニリン		93					
シュウ酸		90					
鎮静薬	ブロムワレリル尿素	223	0.7		5	100	
	抱水クロラール	165	6	35〜41	600	120	157〜238
NSAIDs	アセトアミノフェン	151	1	10〜21	400	120	125
	アスピリン	180	0.2	73〜94	45	20	90

表4 (つづき)

抗不整脈薬	アテノロール	266	1.2	<5	176	29〜39
	ソタロール	309	1.2〜2.4	約9		
	プロカインアミド	272	2.9	約15	684	
	ジソピラミド	339	0.8	5〜65	93	123
抗生物質	アミノグリコシド系					
殺虫剤	ホウ酸	62				
	グリホサネート	198			200	40	(−)
気管支拡張薬	テオフィリン	180	0.5	60	46	70	100〜125
鎮静薬	フェノバルビタール	232	0.8	25〜60	9	80	80〜290
	セコバルビタール	260					
抗てんかん薬	カルバマゼピン	236	1	70〜80	59		80〜129
	フェニトイン	252	0.6	87〜93	25		76〜189
抗不整脈薬	リドカイン	234	1.2	66	606	(−)	75〜90
強心配糖体	ジギトキシン	765	0.5	90	3	(−)	19
代謝拮抗薬	メソトレキセート	454					
農薬	パラコート	186	2.8	50	28	10	57〜156
キノコ毒	アマニタトキシン						

※空白は、データなし。HD：透析、HA：血液吸着。

血液浄化により除去しうる薬物の効率にかかわるパラメータを表4に示す[7]ので参考にしてほしいが，ここでのHDは間欠透析におけるクリアランスであり，通常のCRRTではこれらよりかなり効率が悪くなることに注意する．またここにあげられていない代謝障害，薬物中毒に関しては血液浄化が何らかの理由で有効でないことが多く，基本的に（とくにCRRTは）腎の代替の目的で行うべきである．

文 献

1) Pond, S. M.：*Med. J. Aust.,* **154**：617-622, 1991.
2) 平田純生・他：日本透析医学会誌，**37**：1893-1900, 2004.
3) 冨岡譲二・他：中毒研究，**17**：159-162, 2004.
4) 内藤裕史：中毒百科―事例・病態・治療．南江堂，2001.
5) Watson, W. A. et al.：*Am. J. Emerg. Med.,* **23**：589-666, 2005.
6) Berbece, A. N. and Richardson, R. M.：*Kidney Int,* **70**（5）：963-968, 2006.
7) 中村元信：薬物中毒．アフェレシス療法ポケットマニュアル第2版（野入英世・花房規男 編）．医歯薬出版，2012, pp. 264-271.

（中村謙介）

12 小児・乳幼児のCRRT

● **POINTS**
◎小児,とくに低体重の乳幼児へのCRRTは,器械やフィルター・カテーテルの進歩で施行しやすくなった.
◎ブラッドアクセスが成否のかぎである.
◎低体重児では,回路プライミングや開始時低血圧,低血流による凝固,施行中の低体温など,成人にはない特徴に注意が必要である.

　小児,とくに体重の少ない乳幼児に対するCRRTは,施行が非常に困難でありかつリスクが大きいなどの理由から敬遠されてきた.小児・乳幼児へのCRRTの特徴を表1に示す.技術的にも運用においても,低体重患者に対して表にあげるように成人とは異なる特徴があるが,大きな要因は症例数が非常に少なく,first touchである小児科・新生児医師が血液浄化療法に対してなじみが非常に少ないため,治療選択のひとつにあがらず,まず利点・欠点そのものの情報量が少ないことがある.さらに,本来CRRTの適応となる乏尿,溢水,肺水腫などには,利尿薬や輸液量,呼吸器の調節を

表1　小児における急性血液浄化療法の特徴

① 体重と比較し,priming volume が多い
② ブラッドアクセスがとりにくい
③ 脱血不良,返血圧上昇などがおこりやすい
④ 血流が遅いため,体外循環時間が長く,凝血しやすい
⑤ 低体温
⑥ 開始時血圧低下などの initial drop がおこりやすい
⑦ 鎮静が必要

こまめに行い、高 K 血症、アシドーシスには頻回な採血と輸液内容の調整、感染症・敗血症には抗生物質の工夫など、医療スタッフの昼夜を問わないきめ細やかな管理と経験により、なんとか乗り切ることが多かった.

しかし、わが国では乳幼児にも対応できる器械、モデュール、回路、カテーテルなどが進歩を遂げている. 米国（pCRRT registry）での多施設共同研究を受けて[1]、わが国でも小児急性血液浄化ワーキンググループによる重症例の共同研究[2]、全国の小児血液浄化療法全体の実態調査[3] などが行われ、治療の標準化が図られており、新生児に対してもガイドラインが示されている[4].

適応となる病態（表2）

適応となる疾患・病態に関しては成人とほとんど相違ない. 適応は保存的に管理できない電解質、アシドーシス、浮腫、溢水のコントロールなどであり、基本的には腎機能障害により水、電解質の恒常維持ができなくなった renal indication である. 疾患としては 1990 年ごろまでは腎疾患によるものが多かったが、最近は血液・骨髄移植、先天性心疾患や小児外科疾患の周術期、敗血症や多臓器

表2 小児 CRRT の適応

Renal indication
・保存的治療にてコントロール不良の電解質異常、アシドーシス
・治療抵抗性の浮腫・溢水
・尿毒素物質の異常蓄積
・輸血・輸液、栄養のための血管内スペースの確保

Non-Renal indication
・先天性代謝異常症に伴う高アンモニア血症、高乳酸血症、有機酸血症
・肝不全
・薬物中毒
・敗血症、多臓器不全

不全など集中治療管理の必要な疾患が増加している．成人と比較して，溢水による心不全に対して乳幼児は耐えられることが多いが，やはり小児においても輸液過剰（fluid overload：FO）が予後因子で重要であることが報告され[5]，水分コントロールの重要性が認識されはじめている．さらに，重症小児では輸血や生物学的製剤，栄養であり，低体重児ではその投与量が容量負荷になるケースも多く，そのための容量スペースを確保する必要がある．

Non-renal indication では，新生児期に起こりやすい高アンモニア血症や高乳酸血症などの先天性代謝異常があげられる．以前は交換輸血や腹膜透析治療が行われたが，早急にアンモニアを低下させることが救命と後遺症予後に有用であることから，新生児CRRTの重要な適応疾患となった[4]．肝不全に対するCRRTは成人と同様であり，とくに肝移植までの橋渡しとして重要である．薬物中毒は，小児，乳幼児では頻度は低い．敗血症や高サイトカイン血症に対する non-renal indication の適応は，小児ではまだ検討課題の段階である．敗血症性ショックに対するエンドトキシン吸着カラムは，新生児用として非常に低容量のカラム[6]が市販され，その結果集積も行われている．

開始時期

適応と同時に重要なことは開始時期である．前述したように小児，とくに乳幼児で適応と思われる症例でもCRRTへのハードルがまだ高いため，開始時期が遅くなることが多い現状である．施行できる施設もまだ限られるため，患者搬送の手間も遅れる要因である．

開始時期あるいはコンサルテーション・紹介のタイミングは，図1に示すとおり，保存的治療・管理が困難となった病態であるが，その判断には一定の基準がない．さらに，小児特有の進行の速さや予後不良因子である敗血症などの合併症の有無，今後の血液製剤の必要性の見極めなど，総合判断が求められる．

CRRTの基本は renal indication である．腎機能評価で小児・乳

> 利尿剤等でコントロール不良の水分過剰状態
> （皮下浮腫，肺水腫，心不全，高血圧など）
> コントロール不良のアシドーシス，高K血症，電解質異常
>
> ＋
>
> 進行の早さ
> 合併症（敗血症，多臓器不全など）の有無
> 輸液，血液製剤，栄養などのためのスペース作り
>
> 総合判断

図1 開始基準

表3 日本人小児の血清 Cr 正常値

年齢	血清 Cr 値
3〜5カ月	0.2
1歳	0.22
5歳	0.34
10歳	0.41
15歳	0.68（男児）　0.56（女児）

幼児における注意点としては血清クレアチニン値は年齢・体格（筋肉量）により異なり，成人より低値であることから（表3），腎障害を過小評価しないことである．AKI 基準として，2007年に小児を対象とした pRIFLE（pediatric RIFLE）分類が提唱されたが，2012年に成人の基準と統合され AKI 分類になり，小児にも適応された．小児においても腎機能と尿量の2つの指標から，腎機能の進行の速さとその程度が重要視されている．

尿量に関しては，腎障害と尿量がかならずしも一致せず，尿量は保たれることも多い．また，ループ利尿薬や浸透圧利尿薬の多用や過剰輸液により，小児では尿量が少なくなっても尿量に関して AKI 基準には満たない症例も少なくない．乳児・新生児では乏尿，

無尿の量のみにとらわれず,尿量減少がみられ,十分な輸液による循環血液量確保があるにもかかわらず尿量がそれに見合うだけ出ない場合は,RIFLE 分類の尿量基準を満たさずとも CRRT 適応と考えられる.最近は尿量の絶対量ではなく,

% FO = {[fluid in(総輸液量)− fluid out(総排泄量)]÷体重} × 100

での評価の重要性が報告されている.

CRRT 施行の具体的条件

　小児といっても,おおむね 20 kg 以上あれば成人に準じてかまわない.20 kg 以下となると,表 1 にあげた小児の特徴を考慮する必要がある.そのために,体格に相当したカテーテルが必要である.低体重児の CRRT の成否のほとんどはブラッドアクセスにかかっており,安定した脱血・返血が可能であれば,凝血しづらく回路やモデュールも長時間使用可能であり,交換も少なければ initial drop も必然的に少なくなる.さらに,血流が遅いことに対する器械の選択や注意点,血液プライミングを知っておく必要がある.

　小児におけるわが国の CRRT の標準化をめざして,小児例を多く経験している施設による小児急性血液浄化ワーキンググループ(WG)による多施設調査が行われた.対象は 20 kg 以下の小児で集中治療を要し CRRT を施行した比較的重症症例であり,原疾患治療目的の血漿交換や間欠的血液透析例は除外した.症例数は 140 症例で,体重平均 6.9 ± 4.9 kg(中央値 5.0 kg),年齢の平均は 1.3 ± 2.1 歳(中央値 0.33 歳),治療時間平均 6.1 ± 5.7 日(中央値 4.0 日)であり,そのデータを中心に述べる.

❶ コンソール

　コンソールは,遅い血流にも対応できる機種の選択が必要である.わが国では血流 1 mL/min から対応可能な機種が数社より発売されており,また低体重児の管理に必要な濾過・透析量の誤差も欧米器械と比較し非常に精度が高い.

❷ ヘモフィルタ（表4）

WGでのヘモフィルタの膜面積の選択は表4のように体重によってさまざまな膜面積が選択できる．比較的慣れている施設での検討のため，低体重児でも0.3 m²が選択されていた．膜素材に関しては，0.1 m²がPAN膜のみであったことからPAN膜が多く使用されていたが，製造中止で使用できず，現在は0.09 m²のポリスルホン膜が使用可能となった．回路交換によるinitial drop防止や低血流での長時間使用可能な膜素材など，今後小児CRRTに最適な膜素材の選択も検討の余地がある．

❸ 回路プライミングと返血（表5）

回路のプライミングは，体外プライミング容量が循環血液量の10％を超える場合には血液やアルブミンが必要であり，乳幼児でCRRTを必要とする循環動態の不安定な症例では必須となる．WGでの調査結果を表5に示すが，3 kg以下の新生児では全例，10 kg以下でもほとんどが血液を使用し，体重10 kg以上で生食プライミングの割合が増加する．CRRT終了時の返血は血液プライミングを行った場合は容量負荷になるので，返血せずに破棄する．

表4 モデュール膜面積の使用状況と体重

0.1 m²	(n=11)	: 1.8 〜 5.2 kg
0.3 m²	(n=116)	: 1.7 〜 18.5 kg
0.6 m²	(n=11)	: 3.1 〜 20.0 kg
1.0 m²	(n=2)	: 17.1 〜 20.0 kg

表5 プライミング方法（表中の数字は人数を表す）

	血液（＋Alb）(n=118)	Alb (n=6)	生食 (n=16)
＜ 3 kg	31/31	0/31	0/31
3 kg ≦ ＜ 10 kg	72/77	1/77	4/77
10 kg ≦ ＜ 20 kg	15/32	5/32	12/32

❹ バスキュラーアクセス（表6）

小児 CRRT におけるカテーテル使用の実態を表6に示す．全例がダブルルーメンカテーテルを使用し，体重3kg以下の症例では中心静脈用ダブルルーメンが使用された．この際もカテーテル自体の太さに加え全長の短いカテーテルを使用し，すこしでも抵抗を少なくすることが重要である．カテーテル挿入部位は内頚静脈を使用する割合が高かったが，低体重児では大腿静脈を使用し，施設によりさまざまであったため，慣れた部位での留置が望ましいと考えられた．新生児では臍動静脈もバスキュラーアクセスとなる．

❺ 抗凝固剤

抗凝固剤は，多くが重症例であることから，約8割にメシル酸ナファモスタットが使用された．開始量は 0.5 〜 1.0 mg/kg で，その後患児の状態や ACT 値を参考に減量し維持されていた．ヘパリンの場合は平均 20.2 単位/kg/hr であった．米国ではクエン酸，ヨーロッパではヘパリンがおもに使用されている．

❻ 施行条件

ECMO 症例を除いた例での体重当り血液流量を図2に示す．体重が小さいほど体重当りの血流量が多くなる．透析条件は WG による実態調査では CHDF がほとんどで，重症例が多かったことから，比較的大量の透析・濾過量をかける傾向がみられた．病態別にはアンモニアを除去したい先天性代謝異常に対しては大量の CHD

表6　カテーテルサイズ（ECMO 併用は除く）

カテーテルサイズ	n	体重（中央値）(kg)	体重（範囲）(kg)
15, 17G	6	2.8	1.8 〜 18.0
6 Fr	37	3.2	1.8 〜 18.5
6.5 Fr	19	4.9	2.4 〜 10.1
7 Fr	12	5.8	2.6 〜 7.6
8 Fr	30	11.5	5.0 〜 20.0
9 Fr <	8	16.5	3.5 〜 20.0

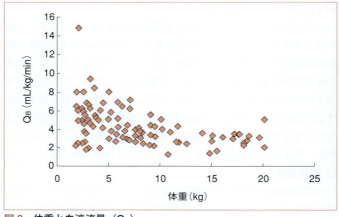

図2 体重と血液流量（Q_B）

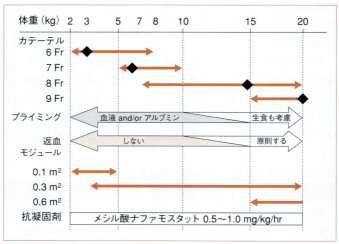

図3 体重別CRRT施行条件（案）

を，肝不全に対してはCHFの割合が高かった．成人での多施設共同研究の結果や患児の病態や施設の考え方により，濾過・透析量に関してはまだ議論が多い．

まとめ

 以上のような実態調査から，体重別に重症小児におけるCRRTの施行条件の案を図3に示す．わが国では乳幼児にも対応する器械，カテーテル，モジュール，抗凝固剤などハード面で非常に充実している．現在，わが国では大規模な小児CRRTの調査が行われており，小児に対しての標準化も行われた．さらに新生児・低体重児への症例も増加している．小児CRRTが安全に施行され，その有効性を統一の基準で評価し，今後の小児・新生児の救命に寄与することを期待したい．

文 献

1) Symons, J. M. et al.：*Clin. J. Am. Soc. Nephrol.*, **2**：732-738, 2007.
2) 北山浩嗣，和田尚弘：*Intensivist*, **2**：399-410, 2010.
3) 伊藤秀一，和田尚弘（編）：小児急性血液浄化療法ハンドブック．東京医学社，2013．
4) 茨 聡，和田尚弘・他：日未熟児新生児会誌，**25**：89-97, 2013．
5) Sutherland, S. M. et al.：*Am. J. Kidney Dis.*, **55**：316-326, 2010.
6) 茨 聡，和田尚弘・他：日未熟児新生児会誌，**22**：251-253, 2010．

（和田尚弘）

> **サイドメモ** 循環動態の不安定な児に対する対応
>
> 乳幼児やとくに循環動態の不安定な児に対しては，回路交換を可能なかぎり少なくして患児への循環動態の変動を少なくすることが大切である．そのために，抗凝固剤はやや多めの量が必要になる．また，回路内凝固を防ぐには，安定した脱返血の確保と圧上昇による作動停止を防ぐ．太いカテーテルの選択と同時に，カテーテル先端は内頸静脈からは上大静脈の心臓に近い部位に，大腿静脈からは下大静脈までもっていく．脱血不良の多くはサイドホールへの血管壁の貼りつきによることが多く，短絡率を多少犠牲にしてでも脱血と返血の接続を逆つなぎして，先端からの脱血にすることで流量が安定する場合がある．開始時血圧が変動する場合は，血管作動薬の準備や増量，アルブミン，血液投与の準備が必要である．

memo

VI章 CRRT施行中の検討項目

1 輸 液

● **POINTS**
◎ICU 入室早期には前負荷（中心静脈圧），血圧（平均血圧），尿量，混合静脈血酸素飽和度のそれぞれのゴールをめざして，fluid resuscitation を行う．
◎急性期を脱した後には臓器浮腫を予防するべく，IN-OUT バランスを中立に保つような輸液を行うことが提唱されている．
◎血漿量，細胞外液量，細胞内液量の3つの分画に体液は分けられ，膠質・晶質浸透圧，体液量がそれぞれの比率，量を決定している．
◎CRRT では除水によって Na が除去される．

考え方

1. 体液の分画と病態の影響

体内の水の分画は図1に示すように3つに分けられる．輸液・CRRT で介入できるのは血漿容量だけであり，体内総水分量に比較すると1割にしか満たない．

血漿容量を維持するのはアルブミンなどの膠質浸透圧であり，血管の透過性も関与する．一方，細胞外液量を維持するのはナトリウムをはじめとする晶質浸透圧である．このため，適正な水分の分画を維持するために，水分量，浸透圧（晶質・膠質）の調整が必要となる．

このうち，ICU 領域で重要な組織灌流をはじめとする循環動態に関与するのは血漿容量の寡多である．十分に血管内容量があると，前負荷が増加し，循環動態が維持されやすくなる．一方，循環動態を維持するためには血漿量を維持することが必要で，具体的に下記のような方策が考えられる．

・体液量を増加させる：水（特に細胞外液）の投与

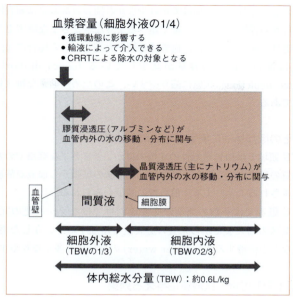

図1 体内の水の分画

水の分画はこのように大きく3つに分けられる．それぞれを隔てるのが，血管壁と細胞膜で，それぞれ膠質浸透圧，晶質浸透圧が水の分布・移動に関連している．

一方，CRRTによる除水あるいは輸液による量・質の調整の対象となるのは、体内の水の約1/12を占める血漿容量（血管内容量）に対してのみである．また，この部分が循環動態に影響を及ぼす．

われわれは，このごく限られた部分について負荷あるいは除去する水の量と，膠質浸透圧，晶質浸透圧を調整することで，残りの90％以上の水の分布・移動を操っていることになる．

なお，図中に示した比率は合併症のない成人の比率であり，急性期には本項中に示すようなさまざまな理由で変化する．

・晶質浸透圧，膠質浸透圧を維持して細胞外液，血管内に水を保持する．
・血管透過性を低下させる：原疾患に対する治療を行う．

しかし，体液量の増加は多かれ少なかれ間質液あるいは細胞内液の増加から浮腫をきたし，後で述べるようなさまざまな障害をきたす可能性がある．とくに，血管透過性が亢進している場合には，体液量は多いが血管内容量が減少している（overhydration but volume depletion）状態に陥りやすい．このため，適正な輸液量が重要である．

2. そのほか体液に影響する病態・治療

ICU領域では血管透過性の亢進のほか，さまざまな経路での水・電解質の喪失がみられる．さらには，静脈の拡張から血液が静脈にプールされることによる，前負荷の減少もみられる．

ICU患者では多数の薬剤が必要なだけではなく，異化の亢進，ストレスの増大などから栄養の必要量も増加する．こうした薬剤，栄養などを溶解する水（carrier water）の投与量も多くなりやすい．

3. CRRTの水・電解質に与える効果

腎不全が存在すると，腎からの水・ナトリウムの排泄が障害され，体液量は多くなりやすい．このため，体液過剰はRRTの開始基準の中でも重要な位置を占める．CRRTでは，

- 間欠血液透析と比較して，持続的に除水を行うため，除水量が多い場合にも循環動態に与える影響を最小限にすることができる．
- ナトリウムは，除水によって除去される．除水量に比例して除去量が増加する．一方，低ナトリウム血症の場合には，透析液・補液からNaが補充される．このため，除水と補充との差がCRRTによる正味の除去につながる．
- そのほか電解質については，透析液あるいは補液と血漿との濃度差に従って，半ば強制的に物質が除去される．通常の腎でみられるような選択性（血漿中濃度が低下した場合に，体内に保持しようとする効果）はみられない．

4. 輸液の内容

以上のような点を踏まえ,輸液を考えるときには,

① 水分量,② 浸透圧(晶質浸透圧:おもにナトリウム濃度,膠質浸透圧:アルブミンなど),③ そのほか電解質,の3つに分けて考えると考えやすい.

さらに,体液,電解質の不足分と維持分とに分けて考える.ICU領域では脱水・出血など体外への喪失のほかにも,血管外や,third spaceへの移動・静脈へのプールなど見かけ上の体液(有効循環血漿量)の喪失が生じることがある.一般的な輸液では数日かけて不足分を補正する(安全係数)がICUでは必要に応じて特に体液量に関しては後述のように不足分を急速に補正することもある.

なお,栄養輸液については栄養の項目で詳細に解説されるため,本項では水・電解質について,とくに輸液量とナトリウムについて解説する.

実際の輸液

輸液量をどの程度にすればよいかという点は,発症後,あるいは術後の日数によって異なる.早期には血管内容量をできるかぎり多く保ち,心拍出量を維持するが,維持期には必要に応じて血管作動薬を使用しながら体液量が過剰とならないように,IN-OUT バランスを保つという考え方が一般的である.

1. 急性期:Fluid Resuscitation

急性期には,血管内容量を維持して,心拍出量,組織灌流を保つことを目的として fluid resuscitation が行われる.

従来,fluid resuscitation の重要性が示されていて,Surviving Sepsis Campaign[1] では治療開始後6時間以内のゴールとして,

- CVP $8 \sim 12$ mmHg
- MAP ≥ 65 mmHg
- 尿量 ≥ 0.5 mL/kg/hr
- 混合静脈血 $SpO_2 \geq 65$ %(中心静脈血 $SpO_2 \geq 70$ %)

をあげ，これを達成するために，昇圧剤を使用しながら CVP ≧ 8 mmHg を目標に，晶質液 500 〜 1,000 mL，あるいは膠質液 300 〜 500 mL を 30 分で輸注を行うという fluid challenge を推奨してきた．循環動態が改善するか，左室充満圧の上昇を認めるまで行い，末梢循環不全を示唆する乳酸の上昇がみられる場合には，負荷量を増大させるとされている．

とくに，最初の 24 時間以内には，静脈の拡張，あるいは血管透過性の亢進により，大量の輸液を行う必要があるとされていて，実際に，Early goal directed therapy では最初の 6 時間に 5 L，その後の 72 時間に 13 L の輸液が行われている[2]．

こうした fluid challenge の時期には，病態に基づいた goal をもとにした輸液が行われるが，過剰な輸液は後で述べるような臓器浮腫の原因となる．体液量の綿密なモニタリングが重要[3]で，実際，右房圧，肺動脈楔入圧などは心拍出量の改善の指標として有効性は低く，前負荷の指標で fluid therapy を行っても反応が乏しかったとする報告もある[4]．

このためには昇圧剤を適正に使用し，輸液量は前負荷を維持するのにちょうどよい量までにとどめることも推奨されている．

2. 輸液の種類：晶質液か膠質液か

晶質液（細胞外液）を使用するか，膠質液（アルブミン）を使用するかについては，以前から議論がある問題である[5]が明確な結論は出ていない．

6,997 人を対象とし，fluid resuscitation に生理食塩水を使用した群とアルブミンを使用した群とで予後を RCT で比較した SAFE Study の結果[6]からは，アルブミン溶液と生理食塩水の間には 28 日予後（RR 0.99：95 % CI 0.91–1.09），ICU 滞在日数，呼吸器・RRT の使用のいずれにも有意差はみられなかった．アルブミン低値群（Alb < 2.5 g/dL：RR 0.87：95 % CI 0.73–1.05[7]）での検討でも同様であった．疾患別の検討で敗血症に関しては多因子で調整後はアルブミンが有効である可能性が示されたが（OR 0.71：95 %

CI 0.52–0.97)[8]，頭部外傷ではアルブミン投与が予後を悪化させる可能性が示唆された（RR 1.63：95 % CI 1.17–2.26）[9]．

一方，ヒドロキシエチルデンプンについては，敗血症における使用で，Ringer 液や gelatin 液と比較して腎予後[10-13]だけではなく生命予後もが悪化するという報告があり[12]，fluid resuscitation の輸液としては使用しない方がよいとされている．

維持期

急性期が過ぎ，循環動態が安定した後（通常は翌日以降）の輸液は水・ナトリウムを中心とし OUT として喪失されるものを補充し，IN–OUT バランスを中立に保つという方針に移行する[4]．

体液が過剰となると，細胞外液量・細胞内液量の増加から各臓器の浮腫をきたす．こうした各臓器の浮腫はさまざまな臓器障害をきたすことが知られている（表1）．たとえば，腎には肝と同様に被膜があり，ヒトではこの被膜が硬いため浮腫によって内圧の上昇を

表1 体液過剰でみられる各臓器の浮腫と症状[4]

臓 器		症 状
脳	脳浮腫	認知機能の低下，せん妄
心臓	心筋浮腫	伝導障害，収縮能の低下，拡張能低下
肺	肺水腫	ガス交換能の低下，肺のコンプライアンス低下，呼吸努力の増大
肝臓	うっ血肝	合成能の低下，胆汁うっ滞
腎臓	腎静脈の圧上昇 腎間質の浮腫	腎血流の低下，腎間質の上昇→ GFR 低下 尿毒症→水・ナトリウムの蓄積
腹腔内臓器		腹腔内高血圧症
腸管	腸管浮腫	吸収能低下，イレウス，bacterial translocation
皮膚	組織の浮腫：リンパ流の障害 微小循環障害	創傷治癒遷延，創感染，体圧による皮膚潰瘍

きたしやすい．一方，糸球体では毛細血管とBowman嚢との静水圧の差によって血液が濾過されているため，間質圧の上昇によって静水圧差の減少から糸球体濾過量が減少する．

1. 実際の輸液内容

❶ 水分量：IN-OUT 評価の重要性

ICU領域の患者では，図2に示すようなIN-OUTが存在する．このそれぞれについて水分量およびナトリウム量を計算し，適正なINを決定する．

一方，栄養，薬剤，血液製剤など最低限必要な水が腎から除去できない場合，この過剰となる部分について，CRRTで除水を行う．

❷ ナトリウム

ナトリウムは晶質浸透圧を形成する物質であるため，輸液量とのバランスで重要である．

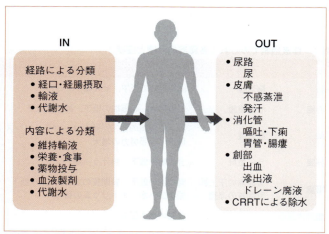

図2　ICU患者におけるIN-OUT
一般的なIN-OUTに加えて，INでは栄養・薬剤投与のcarrier water，OUTではさまざまな経路からの体液の喪失がみられる．

表2 おもな体液の電解質組成[5]

	量 (L)	Na	K	Cl	HCO₃
唾液	1.5	30	20	31	15
胃液	2.5	50	10	110 (H⁺90)	0
胆汁	0.5	140	5	105	40
膵液	0.7	140	5	60	90
小腸液	1.5	120	5	110	35
大腸液	1.0〜1.5	130	10	95	20
汗	0〜3.0	50	5	50	0

ICU領域では図2のように，ドレーンからの喪失や，熱傷の場合には皮膚からの喪失もみられる．表2には各体液の電解質組成を示した[5]．

このうち，CRRTでは，除水による除去のほかに，低Na・高Na血症とも透析液・補液からの補充あるいは除去が加わり，Na濃度を一定に保とうとする機構が働く．

具体的にはOUTとしてNaは除水により除去される．血漿Na濃度が140 mEq/Lである場合には，1 Lの除水で140 mEqのNaが除去される．

INとしてはNaは分子量が小さいため，低Na血症の場合，拡散・補液から補充される．たとえば，血漿Na濃度が130 mEq/Lで，透析液流量＋補液流量が0.8 L/hrの場合（いずれもNa濃度は140 mEq/L），1時間当り8 mEq/L〔(140 mEq/L − 130 mEq/L) × 0.8 L/hr〕のNaが補充される．

❸ アルブミン

アルブミンはCRPとは負の相関を示し，炎症，感染などに伴い低下する．また，熱傷・開放創がある場合には創部からの喪失も加わる．このため，ICU領域の患者では低アルブミン血症がしばしばみられる．IN−OUT上はあっていても浮腫，胸水・腹水がみられ，体液量は過剰であることが推測されるが，低アルブミン血症があり

（アルブミン値＜2.5 g/dL など）血管内容量が維持できない場合には膠質浸透圧を維持し，細胞外液が血管外から血管内へ移行しやすくすることで，血管内容量を回復させる目的でアルブミンが投与される．

2. 体液バランスを中立に保つことを支持する臨床試験の結果

3,147人のICU患者を対象とした後ろ向きの検討で，輸液を制限した群としなかった群では，制限した群でより腎予後が良好であったとする報告がある[6]．

さらに，ARDS患者1,000人で，輸液を制限した群（day 7 までのバランス － 136 mL）と，制限しなかった群（day 7 までのバランス ＋ 6,992 mL）で腎予後を検討したところ，有意差はつかなかったが，輸液を制限した群で予後がよい傾向にあった（RRTが必要な患者は制限群10 %，非制限群14 %，$p = 0.06$）．さらに，ICU滞在日数，呼吸器が必要な日数は制限群で短かった[7]．いずれの報告も輸液量の過剰投与を支持しない結果であった．

● 術後

感染症が合併していなくても，開腹，開胸手術など高侵襲の手術では，手術直後は血管外へ水が移動している（サードスペース）．一方，術後 2 ～ 3 日で，血管外へ移動した水が血管内へ戻ってくる．この時期には呼吸循環動態・あるいはCVPなども参考にしながら，血管内容量が過剰とならないように，アウトバランスを心がける．血管内容量の指標となる中心静脈圧，呼吸状態だけではなく，術前の体重を参考にする．尿量が維持できない場合にはCRRTで除水を行い過剰な体液を除去する．

● その他の電解質

CRRTは腎のように，選択性をもたない．透析液・補液中の濃度が低い電解質は低下する可能性があり，補充が必要である（→ Ⅲ-4.「合併症：電解質異常」を参照，p.88 ～）．

表3　カリウム濃度異常の原因

	原因
高カリウム血症	異化亢進・細胞崩壊 Metabolic acidosis インスリン作用低下 β遮断薬
低カリウム血症	同化亢進（re-feeding syndrome） Metabolic alkalosis インスリン作用 βカテコラミン作用 α遮断薬

❶ カリウム

カリウムは透析液・補液とも 2.0 mEq/L に補正されているため，一般的にはカリウムが低下しやすい．血漿 K 濃度が 4.0 mEq/L である場合，濾液 1 L あたり 2 mEq のカリウムが喪失する．

電解質異常の項でも示すように，透析液・補液に KCl を追加する方法があり，これがもっとも安全にカリウムを補充できる．

一方，全身投与する場合には，目標とするカリウム値と CRRT により失われる量から必要量を計算するが，表3に示すようないくつかの高カリウム血症をきたす要因も ICU 患者には存在するため，すくなくとも 1 日 1 回のカリウムのモニタリングが必要である．

❷ リン

リンは骨の構成成分であるだけではなく，エネルギー代謝，蛋白リン酸化を介した生体機能の調節などさまざまな役割をもっている．もともと ICU 患者ではさまざまな合併症をもっており，低リン血症をきたしやすいという背景がある[8]．さらに，低リン血症と呼吸不全，術後経過などさまざまな予後との関連も示されており，低リン血症の予防，治療が重要である．

治療としては，低リン血症がみられる場合，補充は 15 mg/kg を 3 ～ 4 回に分けて経口投与するという方法のほか，0.32 mmol/kg を 12 時間かけて投与するという報告がある[8]．

当院ではCRRT施行中に血中リン濃度が2.0 mg/dL未満の場合には1mL/hrで，血中リン濃度が1.0 mg/dL未満の場合には2 mL/hrで中心静脈ルートからリン酸二ナトリウム（リン0.5 mmol/mL）を投与している．なお，リン酸ナトリウムもカリウム同様bolus投与は行ってはならない薬剤である．

文　献

1) Dellinger, R. P. et al.：*Crit. Care Med.,* **36**：296-327, 2008.
2) Rivers, E. et al.：*N. Engl. J. Med.,* **345**：1368-1377, 2001.
3) Monnet, X. et al.：*Curr. Opin. Crit. Care,* **13**：549-553, 2007.
4) Michard, F. et al.：*Chest,* **121**：2000-2008, 2002.
5) Bellomo, R.：*Blood Purif.,* **20**：239-242, 2002.
6) Finfer, S. et al.：*N. Engl. J. Med.,* **350**：2247-2256, 2004.
7) Finfer, S. et al.：*Br. Med. J.,* **333**：1044, 2006.
8) Finfer, S. et al.：*Intensive Care Med.,* **37**：86-96, 2011.
9) Myburgh, J. et al.：*N. Engl. J. Med.,* **357**：874-884, 2007.
10) Brunkhorst, F. M. et al.：*N. Engl. J. Med.,* **358**：125-139, 2008.
11) Schortgen, F. et al.：*Lancet,* **357**：911-916, 2001.
12) Perner, A. et al.：*N. Engl. J. Med.,* **367**：124-134, 2012.
13) Myburgh, JA. et al.：*N. Engl. J. Med.,* **367**：1901-1911, 2012.
14) Prowle, J. R. et al.：*Nat. Rev. Nephrol.,* **6**：107-115, 2010.
15) 内田俊也：日本腎臓学会誌，**44**：18-28, 2002.
16) Payen, D. et al.：*Crit. Care,* **12**：R74, 2008.
17) Wiedemann, H. P. et al.：*N. Engl. J. Med.,* **354**：2564-2575, 2006.
18) Brunelli, S. M. et al.：*J. Am. Soc. Nephrol.,* **18**：1999-2003, 2007.

（花房規男）

memo

2 栄 養

● **POINTS**
◎急性腎不全では基礎疾患・併存疾患のために代謝・異化が亢進し栄養不良が生じやすい．
◎急性腎不全に栄養不良を合併すると創傷治癒の遷延や感染防御能低下を招き，死亡率が高くなる．
◎ CRRT 施行によって水分・蛋白質投与量の制限を受けることなく，十分な栄養投与が可能になる．
◎ CRRT 施行中は基礎疾患・併存疾患に応じて，多めの蛋白質，25 〜 35 kcal/kg/day のエネルギーを投与する．

　腎不全患者には，血液浄化療法施行の有無によらず，蛋白質を制限し高エネルギーを糖質によって投与すべきと信じている臨床家もいまだに多い．CRRT の導入は，栄養管理におけるさまざまな制限の解除につながり，急性腎不全の原因となった基礎疾患や併存疾患の治療に役立つ．しかし，CRRT 施行時にどのような栄養管理を行えばいいか？　についてはいまだエビデンスに乏しいのが現況である．その中で，現在の CRRT 時の栄養療法に関するコンセンサスについて概説する．

栄養サポートチーム（NST）が遭遇する困難

　NST が病棟をラウンドしていて時に遭遇するのが，全身性の炎症反応を伴った急性腎不全で食事を摂取できていない患者である．このような患者が輸液管理される場合，①カリウムフリーの糖電解質輸液が末梢から投与，②糖濃度 50 ％の腎不全用 TPN 基本液 1,000 mL に腎不全用アミノ酸液 200 mL を添加した輸液の投与，が行われていることがある．①ではエネルギー投与量はわずか 400 kcal/day 程度，アミノ酸投与はなし，②では，エネルギー量は 2000 kcal 程度，蛋白質量は 12 〜 14 g で非蛋白カロリー / 窒素

比が1,000にまで上昇する．CRRTを開始していても腎不全患者ということで，このような輸液管理が漫然と継続されることもある．

腎不全患者へのエネルギー・蛋白質投与量

　慢性腎臓病において食事療法は，きわめて重要な役割を果たす．日本腎臓学会は1997年に発表した腎疾患患者に対する食事療法を2007年に改訂したが，その中ではGFRと尿蛋白量による病期別に，エネルギー・蛋白質・食塩・カリウムの投与量が示されている．ステージ1から5まで，エネルギー量は27～39 kcal/kg/day，蛋白量はステージの進行に伴い0.6～0.8 g/kg/dayに制限され，ステージ5Dでは血液透析時に蛋白量1.0～1.2 g/kg/day，腹膜透析時に1.1～1.3 g/kg/dayに増量される[1]．一方，急性腎不全時の食事療法においては，エネルギー量35～40 kcal/kg/day，蛋白質量は病因によって0.5～1.0 g/kg/day，透析併用時には0.9～1.2 g/kg/dayが推奨されている．急性・慢性いずれの腎不全でも，透析療法開始後は蛋白質投与量が健常人とほぼ同レベルに増量されている．前項のような輸液管理では，必要なエネルギーや蛋白質の供給ができないのは明白である．

CRRTを必要とする病態の代謝の特徴

　急性腎不全自体ではエネルギー消費量は大きく変化しない．しかし，急性腎不全を発症している患者で集中治療を要する患者の多くは，重症感染症や多発外傷・急性膵炎など大きな侵襲下にあり腎臓のみならず肺や肝・腸管などの多臓器障害を合併している．このような患者の代謝の特徴は，代謝と異化の亢進・水電解質異常・代謝性アシドーシスであり，炎症性サイトカインやエイコサノイドなどさまざまな炎症性メディエータによって引き起こされる．骨格筋の崩壊が進み，インスリン作用の減弱と肝での糖新生増加に伴い高血糖が遷延し蛋白質合成が低下，尿素の合成が高まる．脂肪分解が抑制され高トリグリセリド血症を生じる（図1）．

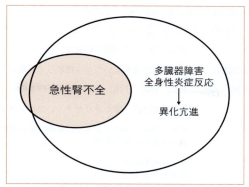

図1 急性腎不全と異化亢進
急性腎不全は一般に単独臓器の異常として発症するのではなく，高度侵襲下の多臓器障害の一局面として発症する．その治療には，原疾患の治療が不可欠であり，異化亢進に対して積極的な代謝サポートを要する．

急性腎不全における栄養不良の発生

急性腎不全患者はその併存疾患・原疾患のために異化・代謝が亢進した状態にあり，食事摂取量の減少とあいまって低栄養状態を示す場合が多い．Subjective global assessment（SGA）（表1）による判定で，急性腎不全患者の 42 % が高度の栄養不良を呈し，在院日数の延長や死亡率増悪が観察されている[2]．血中アルブミンレベルが 3.5 g/dL 未満の場合は，それ以上に比べ死亡率が 5.5 倍，血中コレステロールレベルが 150 mg/dL 以下の場合は，それより高い場合に比べ 7.4 倍におよぶ[3]．栄養不良は急性腎不全を引き起こす原疾患の治癒を妨げ，創傷治癒を遷延させ，感染防御能を低下させる．

CRRT に伴う体内の栄養素の変化

CRRT では持続的に強力な透析・濾過を行うために，多くの水溶性の小〜中分子が血中から失われる．尿毒素や炎症性メディエー

表1 Subjective Global Assessment (SGA)

評価項目	
体重変化	過去6カ月，2週間での変化
食物摂取の変化	どのような食物をいつから摂取しているか？
消化器症状	嘔気，嘔吐，下痢，食欲不振などの有無
身体機能	歩行可能か？　寝たきりか？　いつからか？
基礎疾患	手術・感染・外傷・がんなど栄養状態に悪影響を及ぼす基礎疾患の有無
身体検査	皮下脂肪の減少 筋肉量の減少 浮腫 腹水 口内の障害 咀嚼・嚥下障害 皮膚の変化など

SGAでは血液生化学データなど複雑な検査なしに，評価者の主観によって栄養状態が，「栄養状態良好・中等度の栄養不良または栄養不良の疑い・高度の栄養不良」のいずれかに判定される．

タの除去に有効である所以であるが，同時に，蛋白質・アミノ酸（10〜15 g/day）・水溶性ビタミン・微量元素も失われる．

CRRT時の栄養療法

① 栄養状態の評価

急性腎不全では，体重・体重変化・身体計測値（上腕や下腿の周囲長など）・血中の蛋白質やアルブミンレベルなど一般に栄養状態評価に有効とされるパラメータの意義が小さくなる．SGAによる評価が重要である．

② エネルギー必要量

急性腎不全の病態は多様で，エネルギー必要量も原疾患・併存疾患の有無・種類によって大きく異なる．敗血症合併の急性腎不全患者では，敗血症合併なしの腎機能正常患者に比べ約30％のエネルギー必要量増加が報告されている．個々の患者別に間接熱量計によ

表2 急性腎不全患者への栄養投与量：ESPEN（欧州臨床栄養代謝学会）ガイドライン[6]

エネルギー	20〜30 kcal/kg/day（非蛋白カロリー）
炭水化物	3〜5（最高で7）g/kg/day
脂質	0.8〜1.2（最高で1.5）g/kg/day
蛋白質 （必須および非必須アミノ酸）	
保存療法	0.6〜0.8（最高で1.0）g/kg/day
血液浄化療法施行中	1.0〜1.5 g/kg/day
CRRT施行中 　（異化亢進状態合併）	最高1.7 g/kg/dayまで

りエネルギー必要量を計測することが望まれるが，間接熱量計が利用できない場合は，25〜35 kcal/kg/dayを目安に投与する[4]．2013年に改訂された日本静脈経腸栄養学会（JSPEN）のガイドラインでは，35 kcal/kg/dayが示されている[5]．一方，ESPENのガイドラインでは非蛋白熱量として20〜30 kcal/kg/dayに設定されている（表2）[6]．

❸ 蛋白質必要量

急性腎不全時に生じる異化亢進と蛋白質のエネルギーとしての利用亢進，CRRTによる蛋白質喪失の影響によって，蛋白質必要量は1.5〜2 g/kg/dayに増加する[4]．蛋白質投与量のさらなる増加による窒素平衡改善の報告もあるが，尿毒症悪化や肝・腎機能への負荷増大の危険性も増加する．ESPENのガイドラインでは異化亢進を認めるCRRTでも最高で1.7 g/kg/dayと低めの設定である（表1）[6]．JSPENのガイドラインでは血液透析時に1.0〜1.2 g/kg/day，腹膜透析時に1.1〜1.3 g/kg/dayとさらに低めに設定されている[5]．

❹ 脂質投与量

急性腎不全では高トリグリセリド血症が生じやすく，CRRTによる脂質の喪失もほとんどないので，脂質の投与量はやや少なめに

設定される〔ESPEN2009 では 0.8 - 1.2（Max1.5）g/kg/day〕[7].
血中トリグリセリド値が 400 mg/dL を超える場合は脂質の投与を控える.

❺ 栄養投与ルート

　血行動態の安定なしには経腸・経静脈いずれの栄養管理も開始できないが，安定後すみやかに栄養管理を開始する．現代の栄養投与の基本原則は，腸管が使用できる場合は腸管を使用することであり，急性腎不全患者でも変わりはない．食事の経口摂取が第一選択だが，摂取量が少ない場合は経口的な栄養剤サプリメント（経腸栄養剤など）を投与する．ICU に入室している患者は，経口摂取が不十分であったり全く不可能なことが多く，その場合は，経管栄養による経腸栄養を施行する（目的量の 25 ～ 50 ％から開始）．しかし，急性腎不全では，消化管運動が低下しており経腸栄養を十分量投与できないケースが多い．この場合，経静脈栄養の併用によって必要量を補う．増加する蛋白質必要量を通常の経腸栄養剤でカバーしきれない場合も，経静脈的なアミノ酸輸液を追加する．

❻ 微量元素

　CRRT によって水溶性ビタミンである B_1，C が失われる一方，脂溶性ビタミンである A は失われず，逆に腎における代謝低下のために体内の蓄積が増加し毒性をきたすおそれがある．ビタミン B_1 は通常投与量の 2 倍の投与を推奨する報告があるが，ビタミン C の過剰投与は続発性シュウ酸症を引き起こすので 200 mg/day 以下にとどめる．銅，セレン，亜鉛も CRRT によって失われるが，その病態におよぼす影響と補充投与量については，いまだ明らかになっていない．

❼ 栄養剤の選択

　"腎不全＝腎不全用の低アミノ酸・低蛋白質の特殊輸液，特殊経腸栄養剤" という選択は，CRRT 施行中の患者にはあてはまらない．CRRT 施行中は，水分・蛋白質・電解質いずれも大きな制限の必要がなくなるので，輸液・経腸栄養剤ともに，標準的な製剤を使用することが推奨されている[4-8]．ただし，高エネルギー・高蛋白質・

低電解質の透析患者用組成の経腸栄養剤は，CRRT 時の栄養管理に適している．

❽ Refeeding syndrome

急性腎不全患者に栄養療法を開始する場合に注意すべき重要な問題として，refeeding syndrome がある．腎不全に対して，カリウムやリンの投与制限を行っていて，CRRT 開始に伴って積極的な栄養投与を開始すると数日で発症する場合がある．血中電解質レベル，カリウムやリンのモニタリングが必要である．

文 献

1) 食事療法ガイドライン改訂委員会：日本腎臓学会誌，49：871-878, 2007.
2) Fiaccadori, E. et al.：*J. Am. Soc. Nephrol.,* 10：581-593, 1999.
3) Obialo, CI. et al.：*Kidney Intl.,* 556：1058-1063, 1999.
4) Wooley, JA. et al.：*Nutr. Clin. Pract.,* 20：176-191, 2005.
5) 日本静脈経腸栄養学会（編）：静脈経腸栄養ガイドライン第3版，照林社，東京，2013，pp.258-267.
6) Cano, N. et al.：*Clin. Nutr.,* 25：295-310, 2006.
7) Cano, NJ.：*Clin Nutr.,* 28：401-414, 2009.
8) Brown, RO. et al.：*JPEN J. Parenter Enteral Nutr.,* 34：366-377, 2010.

〔深柄和彦〕

3 薬 剤

● **POINTS**

◎CRRT導入患者に薬物投与を行う場合には，CRRTによる薬物除去を考慮した投与設計が必要である．

◎CRRTにより除去されやすい薬物は分布容積・蛋白結合率が低い薬物であり，腎排泄型薬物，とくに抗菌薬が多い傾向にある．

◎抗菌薬の投与においては，PK/PD理論を考慮した投与量設計が重要であり，速やかに濃度を上昇させるためには，初回投与量は通常量を投与すべきである．

◎海外ガイドラインを参照してCRRT導入時の投与量を決定する場合には，CRRT条件の差に注意が必要である．

CRRT導入患者への薬物投与の問題点

　急性期病棟で実施されることの多いCRRTでは，老廃物のみならず治療目的で投与された薬物も同時に除去され，目標とする血中濃度が維持できないことも少なくないが，患者ごとに生理機能やCRRT条件が異なるため，個別投与量設計は困難である[1]．しかし，とくに急性期では，投与初期から薬物の血中濃度を適切にコントロールできるかどうかは，治療の成否を分ける重要な要因となるため，CRRT導入患者に対する薬物投与量設計は慎重に考える必要がある［脚注1］．

［脚注1］：「CRRTによる薬剤除去の原則」の箇所では，CRRTによる薬剤除去の理論的背景を解説している．読み飛ばしても本稿の結論を理解することは可能であるが，余裕があればぜひ目を通していただきたい．

● CRRT による薬剤除去の原則

1. まずは"肝腎振り分け"を考える

　一般に人体に投与された薬剤は，肝代謝，あるいは腎排泄により体内から消失することが知られている．薬物の消失における肝・腎の相対的な寄与を"肝腎振り分け"といい，薬物の消失が肝代謝に大きく依存していれば"肝代謝型薬物"，腎排泄に大きく依存していれば"腎排泄型薬物"とよばれる．CRRT は腎代替療法であることから，薬物動態学的には腎機能，とくに糸球体濾過を代替していると考えられる．そのため，一部の例外はあるが，腎排泄型薬物は CRRT 導入の影響を受けやすく，肝代謝型薬物では影響は小さい．つまり，臨床において腎機能に応じた投与量調節を行う薬物であれば，原則として CRRT 導入による薬物動態の変化を考慮する必要があると考えるべきであり，まさに"肝腎振り分け"が肝心である．

　腎排泄型薬物には水溶性が高い薬剤が多く，CRRT 導入患者によく投与される薬剤のなかでは，抗菌薬の多くが腎排泄型薬剤であることが知られている．また，ソタロール等一部の抗不整脈薬も腎排泄型であり，CRRT 導入時の投与には十分な注意が必要である[2]．

2. CRRT によるクリアランスの考え方と使い方

❶ クリアランスとは

　クリアランス（CL）とは，体内からの薬物除去効率の指標であり，通常は単位時間当りに薬物を完全に除去できる血漿量として血流速度と同じ単位で表現される．腎機能の指標として臨床的に汎用されるクレアチニンクリアランス（CL_{cr}）の正常値は 100 〜 120 mL/min であるが，これは正常な腎は 1 分間当り 100 〜 120 mL の血漿からクレアチニンを完全に除去できることを意味する．

❷ CRRT によるクリアランスの算出

　CRRT による薬物のクリアランス（CL_{CRRT}）を算出するうえで重要なポイントは，薬物など小分子化合物であれば CL_{CRRT} は透析液流量（Q_D）と濾過量（Q_F）の合計，すなわち CRRT の処方量（Q_E）

と薬物の蛋白非結合型分率（fU）[脚注2]でほぼ決定される点である（「サイドメモ1」参照）[3]．通常CRRTでは表1に示すように，Q_Eが血流量（Q_B）に比べて十分遅く設定されるため，拡散の早い小分子では血清と濾液は平衡に達し，濾液濃度（C_E）と血清中濃度（C_S）の比である篩係数（S_C）[脚注3]は，ほぼ1に等しくなると考えられる．ここで，アルブミンなどの血漿中蛋白質に結合した薬物は透析膜を透過できないことを考慮すると，C_Eは理論上には血漿中非結合型濃度，すなわち$fU \times C_S$と等しくなるため，S_Cは薬物のfUとほぼ等しくなると考えられる[3]．実際，過去の研究において，さまざまなCRRT条件の下，多くの薬物のS_Cが実測されており，おおむねfUと一致することが知られている（「サイドメモ2」参照）[4]．したがって，薬物のCL_{CRRT}は式1で記述される．

$$CL_{CRRT} = S_c \times Q_E \approx fU \times Q_E \quad \cdots\cdots\cdots 式1$$

なお，糸球体濾過のみで消失する薬物の場合，無尿の患者では全身クリアランス（CL_{tot}）はCL_{CRRT}とほぼ一致するが，患者のCL_{cr}がQ_Eに対して無視できない程度に残存している場合はCL_{tot}は式2のように記述される．

$$CL_{tot} = CL_{CRRT} + fU \times CL_{cr} \approx fU \times (Q_E + CL_{cr}) \quad \cdots\cdots 式2$$

また，式1，2は透析膜への薬物の吸着を無視しているが，テイコプラニンなど一部の薬剤は透析膜（特にPMMA膜）へ吸着することが知られており，CL_{CRRT}を過小評価する可能性があるので，

[脚注2]：血漿中に存在する薬物のなかで，アルブミンなどの蛋白質に結合していない薬物の割合を示す．腎機能低下患者ではアルブミンが低下し，薬物の蛋白結合率が低下する結果，fUが上昇することがあるため注意が必要である．

[脚注3]：篩係数にはここに示した定義も含め3種類の定義があるので，注意が必要である．

表1 わが国と欧米における CRRT 条件

	日本	欧米
Q_E	0.6〜1.0 L/hr (10〜16 mL/kg/hr)	2.0 L/hr 程度 (25 mL/kg/hr 程度)
Q_B[a]	80 mL/min (80 mL/kg/hr)	150〜200 mL/min (113〜150 mL/kg/hr)
CL_{cr} 換算	10〜16 mL/min	25 mL/min 程度

文献5を参考にして標準的な値を記載した。体重は日本では60 kg, 欧米では80 kgとして算出した。

[a]: わが国と欧米では Q_B にも違いがあるが，いずれにおいても $Q_B \gg Q_E$ は満たされており，Q_E がクリアランスの最大値と考えてよい。

サイドメモ 1 **CRRT による薬物のクリアランス（CL_{CRRT}）**

薬物動態学において，クリアランスは"薬物の除去速度と薬物濃度の間の比例定数"として定義され，薬物除去速度を薬物濃度で除することで算出される。CRRTにおいては，薬物の消失ルートは濾液のみであるため，薬物除去速度は濾液中薬物濃度（C_E）と処方量（Q_E）の積となり，薬物濃度は透析器に流入する血漿中の薬物濃度（C_S）が該当する。そのため，CRRTのクリアランス（CL_{CRRT}）は篩係数（S_C：C_E/C_S により算出）と Q_E の積として算出される。

サイドメモ 2 **分子量による篩係数の違い**

一般的には中分子量（500〜5,000 Da）以上の物質では濾過のほうが透析に比べて除去効率が高い（すなわち S_C が大きい）が，小分子量（500 Da以下）では差は小さいとされている。一般の薬物の分子量はおおむね200〜1,500 Da程度と小分子量〜中分子量であるが，著者の知るかぎり分子量が約1,500 Daであるバンコマイシンにおいても投与量調整の観点からは濾過と透析で除去効率に大きな差はないようである。

> **サイドメモ3** 薬物除去率（f_d）
>
> 薬物除去率（f_d）の算出方法には複数の手法が知られているが，CRRT実施前後の血清中濃度から次式により算出する方法がもっとも一般的である．
>
> $$f_d (\%) = 100 \times \left(\frac{\text{CRRT 前濃度} - \text{CRRT 後濃度}}{\text{CRRT 前濃度}} \right)$$
>
> この式により算出したf_dは，薬物の全身レベルでの消失（すなわちCL_{tot}）を反映した値であることに注意が必要である．たとえば，患者の腎機能が無視できない程度に残存している場合，肝代謝による消失がある薬物のf_dを算出する場合などでは，この式で算出されるf_dはCL_{CRRT}から予測される値よりも大きく算出されることになる．

> **サイドメモ4** 分布容積（V_d）
>
> 分布容積（V_d）は，体内薬物量を血清中濃度で除すことにより算出されるパラメータである．体内に存在する薬物量が血清中濃度にまで希釈されるために必要な体積とも表現され，V_dが大きい薬物は組織への分布が大きいと考えられる．また，組織中に血清よりも高濃度に分布する薬物であれば，V_dはさらに大きく算出され，生体のサイズ（～1 L/kg）を大きく上まわるV_dとなることも少なくない．なお，文献などにおいてV_dは個体当り（L/body）で表現される場合と体重当り（L/kg）で表現される場合があるので，注意が必要である．

注意が必要である[5]．

❸ CRRTのクリアランスと薬物除去率の関連性

前項で，腎排泄型薬物はCRRT導入による影響を受けやすいと述べたが，同じ腎排泄型薬物でもCRRTによる薬物除去率（f_d）（「サイドメモ3」参照）は大きく異なっている．薬物のf_dはCL_{CRRT}と薬物の分布容積（V_d）（「サイドメモ4」参照），および透析時間により決定されているが，それらの関係をもっともシンプルに示す指標が，血液浄化療法の分野でよく使用されているシングル・コンパートメントモデルを基にした標準化透析量（KT/V）である[3]．

通常，KT/V は尿素を基準に定義されるが，物質の除去能力を示すパラメータであるという観点からは，薬物にも適応可能であり，式1で算出した CL_{CRRT} を用いて式3で表現される．

$$KT/V = \frac{CL_{CRRT} \times T}{V_d} = \frac{fU \times Q_E \times T}{V_d} \cdots\cdots\cdots 式3$$

ここで，T は透析時間であるが，CRRT 導入患者で1日当りの除去率を求めるのであれば，T = 24hr となる．一方，f_d（%）は KT/V を用いて式4により算出される．

$$f_d（\%）= 100 \times (1 - \exp(-KT/V)) \cdots\cdots 式4$$

図 1-A には，体重60 kg の患者に，表1に示した日本における標準的な条件で CRRT を施行した際の1日当りの f_d（%）と fU と V_d の関連性を図示した．図 1-A に示すように，わが国の条件では，V_d が 2 L/kg を超えてくると，fU にかかわりなく f_d は 20 %以下となるが，V_d が 2 L/kg 以下では fU によっては f_d が 50 %以上と大きくなる可能性があることがわかる．たとえば，腎排泄型薬剤であるアミカシン（V_d：0.3 L/kg，fU：0.98）とジゴキシン（V_d：5 L/kg，fU：0.70）の推定 f_d はそれぞれ 79.8 %，6.5 %であり，大きな差があることが理解できる．

一方で，図 1-B には米国での標準的な条件[6]である Q_E = 25 mL/kg/hr を想定した場合の fU，V_d と f_d の関係を示す．図 1-A と同じく V_d と fU が小さいほど f_d が大きい傾向は変わらないが，CL_{CRRT} が上昇しているため，全体的に f_d の値が大きいことがわかる．

なお，一般に CRRT 患者では体液貯留の傾向があることから，水溶性の高い薬剤の V_d が上昇することが知られている[1]．CRRT 導入による V_d の変化が大きい薬物では注意が必要である．

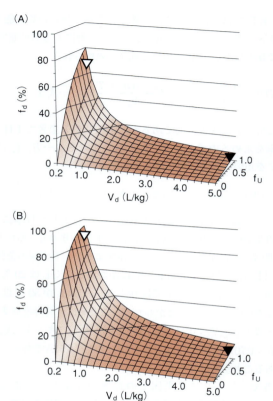

図1 CRRT施行患者におけるf_d (%) と,f_UおよびV_dの関連性

CRRT施行患者における24 hr当りのf_d (%) を薬物のf_U (0〜1) およびV_d (0.2〜5 L/kg) に対してグラフ化した.f_dの算出においては,患者の残存腎機能および肝代謝による薬物の消失,ならびに薬物の透析膜への吸着や透析膜の劣化によるパフォーマンスの低下は無視できると仮定した.

A:わが国における標準的な条件(患者体重60 kg,Q_E 0.8 L/hr = 13.3 mL/kg/hr) でCRRTを実施した場合のf_dを示した.

B:欧米における標準的な条件(患者体重80 kg,Q_E 2L/hr = 25 mL/kg/hr) でCRRTを実施した場合のf_dを示した. ▽はアミカシン(V_d:0.3 L/kg,f_U:0.98),▼はジゴキシン(V_d:5 L/kg,f_U:0.70) を示す.

表2 各種抗菌薬の薬効と関連する PK/PD パラメーター

	抗菌薬の系統	代表的薬剤	PK/PDパラメーター
時間依存的	β-ラクタム系 ペニシリン系	タゾバクタム	%T > MIC[a]
	セファロスポリン系	セフェピム	%T > MIC[a]
	カルバペネム系	メロペネム	%T > MIC[a]
	グリコペプチド系	バンコマイシン	AUC/MIC[b]
	オキサゾリジン系	リネゾリド	AUC/MIC[b]
濃度依存的	アミノグリコシド系	アミカシン ゲンタマイシン	C_{peak}/MIC[c], AUC/MIC[b]
		コリスチン	AUC/MIC[b]
	フルオロキノロン系	シプロフロキサシン	C_{peak}/MIC[c], AUC/MIC[b]

(文献1よりわが国で承認されている薬剤を中心にまとめた)
MIC: minimum inhibitory concentration (最小発育阻止濃度)
[a]: MICを上回る濃度を維持した時間の投与間隔に対する割合(%)
[b]: 血中濃度曲線下面積 (area under the curve: AUC) のMICに対する比
[c]: 最高血中濃度 (peak concentration: C_{peak}) のMICに対する比

サイドメモ 5　Pharmacokinetics/Pharmacodynamics (PK/PD) 理論

Pharmacokinetics (PK) は投与された薬物の体内分布や消失を解析し, Pharmacodynamics (PD) は作用点における薬物濃度と薬理作用の関係を解析する. 薬物のPD特性を考慮して薬効を最大 (副作用を最小) にする濃度プロファイルを決定し, それを達成するための投与量をPK理論に基づき設計することが, PK/PD理論に基づく投与量設計である. 抗菌作用が最高血中濃度に依存する薬剤 (濃度依存的抗菌薬) やMIC以上の濃度を保った時間の割合に依存する薬剤 (時間依存的抗菌薬) があることが明らかとされており, PK/PD理論に基づく投与量設計が重要視されている.

CRRT 導入患者に対する抗菌薬の投与量設計

1. Pharmacokinetics/Pharmacodynamics (PK/PD) 理論の重要性（「サイドメモ5」参照）

表2には，さまざまな抗生物質の効果と関連するPK/PDパラメータをまとめた[1]．抗菌薬の種類により，目標となるPK/PDパラメータは異なっていることから，その特徴に応じた投与量設計が重要である．たとえば，アミノグリコシド系抗菌薬のような濃度依存的な薬物では十分にピーク値を上昇させるため1回投与量を多く，投与回数を少なくすることがよいとされており，一方，カルバペネム系抗菌薬などの時間依存的な薬物であれば，1回投与量を減らし分割投与にする方が薬物動態学的に有利である[3]．

2. CRRT 導入患者に対する投与量設計の一般的原則

❶ 維持投与量の設定

表1に示すように，日本の一般的なCRRT条件では持続的に10〜15 mL/min程度のCL_{cr}が得られる．したがって，CRRT導入時の維持投与量は原則としてCL_{cr}が10〜20 mL/min程度の患者に対する投与量と同等が適切と考えられる．表3には，「Sanford Guide」等に記載されたCRRT導入患者に対する抗菌薬の投与量を示すが[1]，ほとんどの薬剤でCL_{cr}が10〜50 mL/minの患者と同様の投与量が推奨されているため，現実的にはそれらの投与量を選択することが妥当と考えられる．しかし，これまでに述べたようにCRRT処方量はCL_{CRRT}を変動させるため，海外のエビデンスを参照する際には日本とのCRRT処方量や使用されている透析膜の種類などの差異に十分な注意が必要である．条件が大きく異なるCRRT導入患者から得られたエビデンスに従って投与する場合はとくに注意が必要であり，可能なかぎり血中濃度モニタリング（TDM）を実施し，慎重な投与量調整を検討すべきである．

❷ 初回投与量は腎機能健常人と同じ

一方で，投与初期から十分な血中濃度を維持するためには，初回投与量についてはCRRT導入患者においても腎機能健常人と同等

表3 おもな抗菌薬のCRRT導入患者に対する推奨投与量

抗菌薬	Aronoff et al.[a]	Trotman et al.[b]	Heintz et al.[c]	Sanford Guide[d]	$CL_{cr}=$ 10〜50 mL/min[d]
アミカシン	7.5 mg/kg q24〜72hr	LD：10 mg/kg MD：7.5 mg/kg q24〜48hr	LD：10 mg/kg MD：7.5 mg/kg q24〜48hr	7.5 mg q24hr	7.5 mg q24hr
シプロフロキサシン	400 mg q24hr	200〜400 mg q12hr	400 mg q12〜24hr	400 mg q24hr	200〜300 mg q12hr
レボフロキサシン	500 mg q48hr	LD：500 mg MD：250 mg q24hr	LD：500〜750 mg MD：250〜500 mg q24hr	LD：750 mg MD：500mmg q48hr	750 mg q48hr
メロペネム	1〜2 g q12hr	1 g q12hr	LD：1g MD：0.5〜1 g q8〜12hr	1 g q12hr	1 g q12hr
タゾバクタム-ピペラシリン	4.5 g q8hr	2.25〜3.375 g q6hr	2.25〜3.375 g q6hr	2.25 g q6hr	2.25 g q6hr (CL_{cr} 20 >：q8hr)
バンコマイシン	1 g q24〜96hr	LD：15〜20 mg/kg MD：1 g q24hr	LD：15〜20 mg/kg MD：10〜15 mg/kg q24hr	500 mg q24〜48hr	1 g q24〜96hr

(文献1より，一部データ追加)

LD：初回負荷投与量，MD：維持投与量，q##hr：## 時間毎に投与
[a]：Aronoff, G. R. et al.：Drug prscribing in renal failure：dosing guidelines for adults and children, 5th ed. American College of Physicians, 2007.，[b]：Trotman, R. L. et al.：*Clin. Infect. Dis.*, 41：1159-1166, 2005.，[c]：Heintz, B. H. et al.：*Pharmacotherapy*, 29：562-577, 2009.，[d]：Gilbert, D. N. (ed.), 戸塚恭一，橋本正良（監訳）：日本語版サンフォード感染症治療ガイド2010 (40th ed). ライフサイエンス社, 2010.

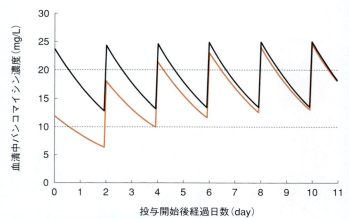

図2 初回負荷投与の重要性
　体重60 kg，無尿でCRRTを導入されている患者に対してバンコマイシンを維持投与量として500 mgを48hrごとに投与する際に，初日に初回負荷投与（1 g）を投与し，3日目以降から維持投与量で投与した場合（ローディングあり，黒い線）および初回から維持投与量で投与した場合（ローディングなし，色付き線）の血中濃度シミュレーションを示した．初回から維持投与量を投与した場合，投与初期には十分な血中濃度が保てないことが理解できる．投与初回での濃度上昇はクリアランスよりはむしろ分布容積の影響のほうが大きいため，CRRT導入患者であっても初回投与量は腎機能健常人と同量が必要である．

量を投与すべきである[3]．図2には，CRRT導入患者に対してバンコマイシンを初回から維持量で投与継続した場合と，初回のみ通常量を投与し2回目以降は維持量を投与した場合の血中濃度推移を示すが，初回負荷をかけることにより投与初期から十分な血中濃度を達成していることが理解できる．CRRT導入患者のように腎機能が低下している患者では初回投与時から減量してしまいがちであるが，早期に血中濃度を上昇させるには初回投与量については原則として健常成人と同量を投与するべきである．

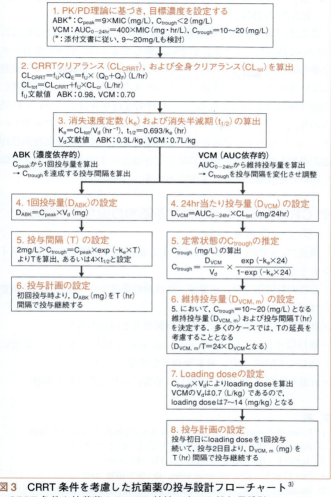

図3 CRRT条件を考慮した抗菌薬の投与設計フローチャート[3]

CRRT条件や抗菌薬のPK/PD特性に応じた投与量設計フローチャートを示すが、あくまで理論的に最適と考えられる方法を示したものである。臨床効果も含めたエビデンスが得られているわけではないことに注意されたい。

3. 患者の生理機能，CRRT条件やPK/PD理論を考慮した個別投与量設計

ここまでは，CRRT導入患者に対する標準的な推奨投与量設計について述べた．しかし，冒頭に記載したように，個々の患者の血中薬物濃度はCRRT条件や患者の生理機能などの要因により変動しているため，厳密な濃度コントロールのためにはそれらを加味した投与量設計が必要となる[3,7]．具体的な投与設計法については過去の総説[3]を引用するに詳しいので，ここでは概要のフローチャート（図3）を示すに留めるが，投与量の算出には高度な薬物動態理論が必要となるため，必要に応じて各施設のTDM担当者や薬剤師に問い合わせることが現実的であろう．

● CRRT導入患者に対する薬物の投与量調節のチェックポイント

最後に，CRRT導入患者に対する薬物投与量調整の重要なポイントをまとめる．

・薬物の肝腎振り分けを確認（肝代謝型薬物ならば原則投与量調整は不要）
・初回投与量は原則として腎機能健常人と同量を投与
・維持投与量はCL_{cr}で10～50 mL/minと同量を基準に，必要に応じてCRRT条件，残存腎機能を考慮して設定
・可能なかぎりTDMを実施し，必要に応じて投与量を調節

文献

1) Eyler, R. F. and Mueller, B. A.：*Nat. Rev. Nephrol.*, **7**：226-235, 2011.
2) 山本武人・他：日本腎臓病薬物療法学会誌，**3**：3-19, 2014.
3) 山本武人・他：INTENSIVIST，**2**：329-345, 2010.
4) Pea, F. et al.：*Clin. Pharmacokinet.*, **46**：997-1038, 2007.
5) Shiraishi, Y. et al.：*Anaesth. Intensive Care*, **40**：442-449, 2012.
6) 内野滋彦：INTENSIVIST，**2**：389-394, 2010.
7) Choi, G. et al.：*Crit. Care Med.*, **37**：2268-2282, 2009.

（山本武人・大野能之）

4 人工腎臓の性能評価

● **POINTS**

◎血液浄化器の性能を評価する指標としては,クリアランス,ふるい係数,限外濾過率などがある.

◎集中治療分野においては,体液のバランスや分布,溶質の産生スピードが慢性維持透析と大幅に異なっており,CRRTの処方量と実際の浄化量が乖離しやすい.

◎実臨床で使用できる治療効率の指標として濾過クリアランスの有用性が検討されている.

背 景

臨床現場において複数の種類の血液浄化器が使用可能であり,構造や素材が異なる血液浄化フィルターが選択できる今日,その性能評価は患者の治療成績を向上させる適切な臨床判断を下すうえで不可欠と考えられる.一方,実臨床においては,溶質クリアランスなどのパラメーターを正確に把握することは広く行われていない現状がある.

フィルター・回路交換サイクルを検討する上でも,透析量や濾過量の処方設定に加えて,治療における性能評価を行うことは重要である.

「血液浄化器の性能評価法 2012」

日本透析医学会は血液浄化器の性能評価法を1996年より随時策定・発表しており,近年では2012年に改訂版[1]が出ている.これは血液浄化器の性能を,①水系評価,②牛血系評価,③臨床評価の3つの方法で検討しており,工業製品としての性能評価から標準的な臨床使用条件下での医療機器としての性能評価までをカバーするように意図されている.

測定物質としては尿素，クレアチニン，無機リン，イヌリン，β2ミクログロブリン，リゾチウム，ミオグロビン，アルブミンなどの小分子～大分子が挙げられており，性能評価の指標として以下の3つが提示されている．

❶ クリアランス（clearance）

対象の溶質の除去量を血中（血漿中）濃度で除した値で，単位時間当たりに完全に浄化されていると概念上考えられる血液（血漿）量．小分子では浄化器を通過する血液量を，中分子では血漿量を計算上用いて，血液浄化療法における臨床的治療効率の基本指標となっているが，α1ミクログロブリンやアルブミンなどの大分子ではクリアランスは適切な指標ではないと考えられている．

なお，血液浄化の原理上溶質除去量が主に血液と透析液の濃度勾配に依存することから，クリアランスは最も流量が遅い因子（CRRTの場合は濾過流量）で規定されることに注意する．

❷ みかけの篩係数（sieving coefficient）

対象の溶質が血液浄化フィルターをどの程度通過するかの指標．すなわち，以下の式で求められ，基本的に各溶質の分子量と膜孔径が規定因子となる．

篩（ふるい）係数
＝濾液側の溶質濃度÷(血液流入側溶質濃度＋血液流出側溶質濃度)/2

膜表面や膜中に血中の蛋白成分が吸着して経時的にふるい係数は低下すること（いわゆる secondary membrane formation）が知られており，「血液浄化器の性能評価法2012」では性能評価実験開始後60分と240分の両方の評価が義務付けられ，場合によってはそれ以降の評価も推奨された．

❸ 限外濾過率（ultrafiltration rate）

限外濾過の性能を示す指標で，下式で表す．限外濾過率は基本的に膜間圧力差（TMP）に依存するが，高いTMPの範囲では前述の secondary membrane formation などの影響で限外濾過率が比例しなくなる（図1）ため注意が必要である．

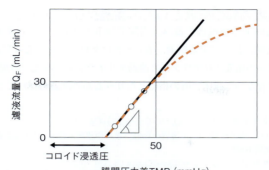
図1　膜間圧力差と濾液流量の関係[1]

限外濾過率 [mL/hr/mmHg] = 1時間当たりの濾過流量 ÷ 膜間圧力差

集中治療分野における性能評価の実際

CRRTが主に施行されるICU等の集中治療分野では初期蘇生としての輸液負荷が循環動態の維持に必要不可欠となる状況があり，患者がしばしば平常時より10キロ以上も体重過多となりうるため，尿素分布体積の概算は一般の患者とはかなり異なってしまう．また，敗血症をはじめとしたSIRS（全身性炎症反応症候群）の病態では異化亢進が優勢となっており，尿素等の溶質の産生速度も通常の生理学的条件下とは大きく乖離する[2]．

さらに，種々の易出血性が併存する重症患者の血液浄化に際しては抗凝固薬の減量や不使用を余儀なくされる状況もあり，膜の性能はしばしば通常よりも早く経時的に低下する傾向にある．

以上より，集中治療分野では処方量と実際のクリアランスや濾過量にずれが生じることが稀ではない．たとえば回路交換の時期といった臨床判断に際しても，回路の使用期間や回路の外観を考慮し，最終的には現場の「感覚」に基づいて行われてきた経緯がある．

治療効率の指標としての濾過クリアランス

既述のような現状を鑑み,当院ではICU/CCUにおけるCHDF施行症例において尿素窒素,$\beta 2$ ミクログロブリン,ならびにミオグロビンの血液クリアランスと濾過クリアランス(次式)の測定を経時的に行ない,臨床判断の指標となりうるかの評価を行ってきた[3].

血液クリアランス $k = Q_B \times (C_B - C_{BO})/C_B$
 (Q_B:血液流量,C_B:溶質の血液(漿)中濃度,C_{BO}:フィルタ直後の血漿中濃度)
濾過クリアランス $k = (Q_D + Q_F) \times C_E/C_B$
 (Q_D:透析液流量,Q_F:限外濾過流量,C_E:溶質の濾過液中濃度)

その結果,図2に示すとおり濾液クリアランスを処方量(透析液流量+限外濾過量)で除した値を治療効率として採用した場合に個体間や計測タイミングによる変動の振れ幅が小さく,経時的な人工腎臓の性能評価の指標として適している可能性が示唆された.CRRTにおいては,間欠的血液透析(IHD)と比較して濾液の収集が格段に容易であることも,本指標の臨床応用が期待される一因

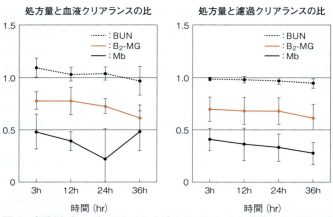

図2 自験例($n=6$)における血液クリアランスと濾過クリアランスの経時的変化

となろう．

測定方法の最適化や臨床経験の蓄積を通して，実際にCRRTを施行している現場での臨床判断を援助するパラメーターやツールを確立することが今後の課題である．

文献

1) 川西秀樹・他：血液浄化器の性能評価法 2012．日本透析医学会雑誌，45(5)：435-445, 2012.
2) Marshall, M. R. et al.：*Am J Kidney Dis*, 39(3)：556-570, 2002.
3) 渡邊恭通・他：濾過クリアランス測定を用いたCRRTの施行管理．日本急性血液浄化学会，2012.
4) Sood, J., Vohra, V. et al.：Anesthesia for Transplant Surgery. Media Mall, 2014.

（小丸陽平・渡邊恭通）

サイドメモ　人工腎臓の歴史[4]

各種人工臓器の研究のなかでも，人工腎臓（artificial kidney）は比較的早期から実用化が試みられてきた分野である．歴史を振り返ると，1913年にJohn Abel博士がJohns Hopkins大学にて動物を用いた最初の体外循環血液透析を実施した記録が世界最初の人工腎臓とされている．当時はヒルから取り出したヒルジン（hirudin）を抗凝固薬として用いた．その後1926年にドイツにてGeorg Haas博士が初めて急性腎不全の患者に対して透析治療を実施し，1945年にはオランダのWillem Kolff博士によって実施された透析によって初めて，血液透析療法による生存者が確認された．

その後，今日に至るまで，新しいバスキュラーアクセスの方法や抗凝固療法，そして合成高分子膜の登場（polysulfone膜：1983年）によって血液透析史は書き進められてゆく．昨今も効率の良いモダリティーや血液浄化フィルター，より合併症の少ないバスキュラーアクセスの方法の開発などに向けて日々注力がなされている．

5 吸着型 CRRT

> ● POINTS
> ◎CRRT における腎代替の目的は小分子物質除去が主体であり，透析および濾過により達成可能である．
> ◎吸着とは膜と物質の相互作用により膜の微細構造内に物質を捉えることで血液から除去する原理であり，中分子物質の除去が可能である．
> ◎吸着による中分子物質除去が臨床的アウトカムに有意なインパクトを来たしうるかについては現在検証されている．

　CRRT における血液浄化器にはいくつかの種類があるが，その材質により濾過性能，吸着性能に差異があることが知られている．一方，小分子物質除去に関係する透析性能においては材質間での差がほとんど存在せず，いわゆる腎代替を目的とした小分子物質除去が主体となる CRRT においては，材質の違いによる影響は小さいと考えられる．一方，中分子物質に分類される炎症性メディエーター（IL-6 や HMGB1 など）の除去を目的とした場合，血液浄化器の選択においては，濾過性能および吸着性能を考慮する必要がある．

吸着性能

　吸着による物質の除去は，血液から除去したい物質を透析液あるいは濾過液に移動させるのではなく，膜と物質の相互作用によって膜の微細構造内に捉えることで血中から除去する原理を用いた方法である（図1）．吸着性能は膜の構造，電荷，除去対象物質の電荷，半減期，大きさ等で規定される．わが国で CRRT に用いられている膜素材のうち，polysufone（PS），cellulose triacetate（CTA）には吸着性能がほとんど認められず，polymethylmehacrylate（PMMA），polyacrylonitril（PAN）が吸着性能を有する．PAN については，AN69 膜にポリエチレンイミンを表面処理した

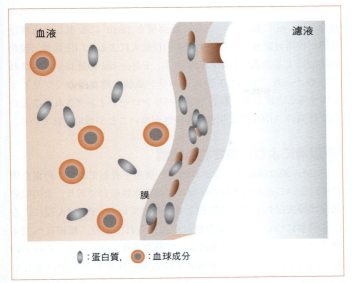

図1　吸着の原理

AN69ST膜が2014年よりわが国において使用可能となった．吸着能を有さないPS膜，CTA膜では，溶質除去効果は流量条件に依存するが，吸着能をもつAN69膜，PMMA膜においては，膜と血液が接触することが吸着効率を規定し，透析液流量・補充液流量には依存しない．

フィルター寿命

　CRRTにおける血液浄化器のフィルター寿命は重要な因子であるが，フィルター寿命と吸着は原則的に相反するものであり，フィルター寿命を優先すると吸着性能は犠牲にせざるを得ないと考えられてきた．すなわち，ポリミキシンBを介したエンドトキシン吸着とは異なり，PMMA膜による吸着は非特異的な反応であり，フィブリノーゲンなどの凝固関連蛋白の吸着および血小板粘着・活性化などが生じうるとされている．したがって，PS膜，CTA膜と比較

してFilter lifeの短縮が懸念されていた．これに対して，中空糸内径を240μmに拡大し，さらに膜面積を1.8 m^{2}に変更した血液浄化器が使用可能となった．中空糸内径拡大による入口圧低減，膜面積増加による濾過圧低下の抑制から，Filter lifeの延長が期待されている．一方，AN69ST膜はヘパリン添加生理食塩液でプライミングすることにより，膜表面がヘパリンコーティングされることから，従来のAN69膜よりも抗血栓性が高いことが想定されている．

吸着により除去される物質

PMMA膜は微細孔（ミクロポア）構造を有しており，荷電を帯びていないことから蛋白の結合は主に疎水性結合であり，その吸着部位は膜表面および膜孔周辺と考えられている．PMMA膜によるIL-6吸着については詳細な検討が加えられており，膜細孔へIL-6分子が"はまりこむ"現象によって吸着されていると考えられている．CRRTに使用されるPMMA膜の細孔径がIL-6吸着に適していることが報告されており，上述した1.8 m^{2}膜面積PMMAフィルターでは従来のものよりも細孔数が多いことから，さらにIL-6吸着の効率が増加すると思われる．

High-mobility group box 1（HMGB1）はすべての有核細胞の核内に存在する非ヒストン核蛋白質であるが，敗血症においては晩期に細胞外に放出されて強力な炎症性メディエーターとして作用することが知られていて，DICあるいは重症敗血症病態の治療ターゲットとして注目されている．In vitro実験系ではあるが，PMMA膜およびAN69ST膜ではHMGB1を高いクリアランスで除去することが可能であり，その機序として吸着の原理が作用していることが報告されている[1]．

物質除去と臨床的効果

吸着の原理を用いることで，透析および濾過では十分に除去できない物質のクリアランスを得ることができるが，臨床的アウトカムにおける影響については現在検証が進んでいる状況である．松田ら

は historical control を用いた研究において，PMMA を用いた CHDF が同じ吸着膜である PAN を用いた CHDF よりも，敗血症性 AKI に対する尿量増加および生存率改善効果が得られたことを報告している[2]．血液浄化量の多寡と臨床的アウトカムの関連を検討した二つの大規模 RCT である ATN study と RENAL study では，前者の死亡率が高い傾向にあり，その理由として ATN study では吸着膜である AN69 が 80 %程度の症例に用いられたのに対して，RENAL study では AN69 が 100 %使用されたことに起因する，という考察もなされている．また，わが国で行われた小規模の検討では，APACHE Ⅱスコア 32.7±9.8，予測生存率 20.3 %という高リスク症例に対して AN69ST 膜による CHDF が施行され，28 日後生存率が 73.5 %と報告されている[3]．このように吸着による病因物質除去が治療成績改善に寄与しうることが期待されているが，今後は規模の大きい多施設 RCT による検証が必要であろう．

文 献
1) Yumoto, M. et al.：*Ther Apher Dial.*, **15** (4)：385-393, 2011.
2) Matsuda, K. et al.：*Transfus Apher Sci.*, **40** (1)：49-53, 2009.
3) Hirasawa, H. et al.：*Blood Purif.*, **34** (2)：164-170, 2012.

（土井研人）

memo

6 バイオマーカーを用いた CRRT

● **POINTS**
◎ AKI 重症度分類よりも早い介入を目指して AKI バイオマーカーは開発されている.
◎ 早期 AKI バイオマーカーとして臨床では尿 L-FABP, NGAL が検討されつつある.
◎ TIMP-2 と IGFBP7 の組合せ診断は ICU などでの翌朝の評価に適している.
◎ AKI バイオマーカーはコンパニオン診断に向けた運用を可能とする.

本書の他項でも繰り返し述べられているように，CRRT 開始の明確な基準はない.生化学データで尿素窒素や血清クレアチニン値，血清カリウム値，血液ガス検査の pH や重炭酸イオン，アニオン・ギャップを参照しつつ無尿が 6 時間以上続いた場合に CRRT を考慮したり，急性腎障害（AKI；acute kidney injury）重症度分類の Stage が 2, 3 あるいは Injury, Failure と悪化を辿る状況により考慮したり，治療抵抗性の溢水に対応したり，輸液スペースを作るために CRRT を開始したりする.本項では，AKI バイオマーカーを用いることで，どのようなメリットを期待できるのかについて解説する.

血清クレアチニン値との比較

AKI 重症度分類は，血清クレアチニン値によって構成されているが，腎機能障害が進行していく過程でのその反応は鈍いことが知られている.図 1 に示した Waiker の行ったシュミレーションをみると，その様子が分かりやすい[1].ここでは，突然糸球体濾過量（GFR）が 90 から 10mL/min に低下し，その状態が 7 日間持続，その後 90mL/min に戻ったという状況での血清クレアチニン値の

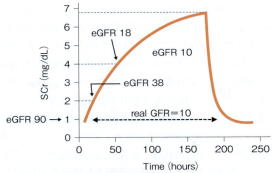

図1 **AKIにおける血清クレアチニン値の推移**
　突然 GFR が 90 から 10mL/min に低下し，その状態が7日間持続，その後 90mL/min に戻ったという状況での，血清 Cre 変化をシュミレーションした．（文献1より）

変化を示している．血清クレアチニン値は1週間の経過を通して段々増加していくのがわかるだろう．重要なことは，この間一貫してGFR は 10mL/min なので，GFR 低下をすぐに反映して血清クレアチニンは 6.8mg/dL に上がってくれていれば，迷わず例えば CRRT をすぐ開始できるのだが，実際はそうでないため1週間にわたって治療が迷走する可能性が高いのである．また，敗血症に合併することがある急性腎不全の ICU 症例は，生命予後が悪いのでタイムリーな治療開始が必要であるが，血清クレアチニン値は上昇しにくいことも分かっている[2]．

　現在日本で体外診断薬として認可されている AKI に関連した指標のなかで，尿中 L 型脂肪酸結合蛋白（L-FABP；L-type fatty acid-binding protein）は，これまでの検討で小児や成人の心臓手術後に発症することがある AKI を，術後数時間の早期から発見することが可能である．また，前述の敗血症性急性腎不全は，L-FABP や NGAL（neutrophil gelatinase lipocalin）により血清クレアチニン値よりも早期に検出されて，また血中 NGAL とエンドトキシンを組み合わせることで早期発見の精度が向上する[3]．一方，

TIMP-2(tissue inhibitor of metalloproteinases-2)と，IGFBP7（insulin-like growth factor-binding protein 7）によりAKI診断に資することが近年報告されている[4]．この組合せでの診断は，AKI発症から12～36時間のウインドウでのRIFLE重症度分類のInjuryやFailureの検出力に，これまでのバイオマーカーと比べて優れていることを示しており，ICU入室翌日の評価に好適と考えられる．RIFLE重症度分類では1週間の経過中での評価であるので，上述のシミュレーションを念頭に考えると，このウインドウでAKIとの診断をICUでつけられれば，かなりよい指標といえると思う．このように，血清クレアチニン値の問題点を克服するために，AKIバイオマーカーへの期待が高まっている．

重症度の検出

　CRRTの適応の決め方は，他章に詳述しているが，患者重症度が高ければ高いほどCRRTを要することが多い．これは，重症度の高い症例ほどAKIを合併しやすく，腎臓はサイトカインの除去に重要な働きをしているため，cytokine stormを併発していることが多い重症症例では，腎臓の機能をさらにCRRTで補助してやることが有利に働くと考える場合が多いためである．患者重症度は，ICUではAPPACHEやSOFAを用いて評価するのが一般的である．一方，ICU入室時や入院時にバイオマーカーにより重症度を判断できると，省力的で即時性があるため，治療に反映させやすい．すなわちpoint-of-care（POC）にかなっているであろう．例えばL-FABPでは，敗血症性ショックの診断がついた患者のICU入室時の尿検査で，患者の生命予後を予測することができる[5]．図2でわかるように血清クレアチニン値はむしろnon-survivorで低く出ており，CRPや白血球などの値も生命予後を予測できない．死亡予測に対するL-FABPのROC（receiver operating characteristic curve）のAUC（area under curve）は0.994（95％ CI 0.956-0.999）とAPACHEII 0.927（95％ CI 0.873-0.959）やSOFA 0.813（95％ CI 0.733-0.873）を有意にリードした．したがって，このような症

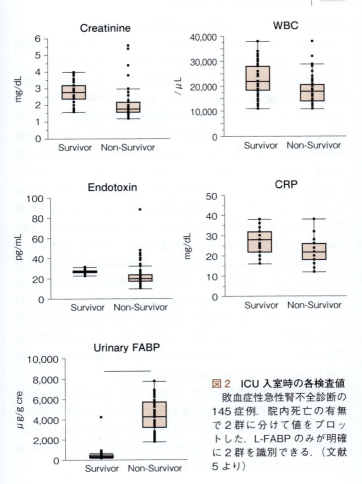

図2 ICU入室時の各検査値
敗血症性急性腎不全診断の145症例．院内死亡の有無で2群に分けて値をプロットした．L-FABPのみが明確に2群を識別できる．（文献5より）

例には早期よりCRRTを開始することで予後を改善できる可能性があるのに対して，血清クレアチニン値を運用してのAKI診断やCRRT開始の意思決定は，遅きに失する可能性が濃厚であることを読み取れるであろう．同様のICUでの取り組みは，IL-6を用いたPMMA膜によるCRRTにおいて検討が重ねられている[6]．

バイオマーカーによる CRRT の考え方

　以上より，血中や尿中のバイオマーカーによって AKI を早期に検出することで，患者治療に反映させうることが分かってきた．ここでの CRRT 開始のための AKI 重症度としては，KDIGO 分類の Stage 2，3 や RIFLE 分類の Injury，Failure が，ベースラインの血清クレアチニン値が正常範囲内の症例に生じる病態を，早期より検出できるというシナリオがわかりやすいであろう．もちろん慢性腎臓病の症例であってもよい．そのような症例に CRRT を行う際バイオマーカーにより運用していくフローチャートを図 3 に示す．

　現在は，血清クレアチニン基準がゴールド・スタンダードなので，ICU に入ってきて AKI が疑われる症例に対しては，まず血清クレアチニンを参照して，血清クレアチニン値が低ければ "NO-AKI" として輸液を中心とした治療を実施し，例えば，血清クレアチニン値が 1.0mg/dL より高かったり，尿量が減少したりしてきたらバイオマーカーを測定する．現在，体外診断薬として日本で認可されているもののなかでは L-FABP になるであろう．そこで，バイオマーカーが高ければ CRRT を開始し，低ければ経過観察をするという判断に分かれる．また，CRRT の終了に対しての運用も期待されている．バイオマーカーのカット・オフ値については，例えば L-FABP について再評価を行う必要がある．

　このような治療の意思決定は，いわゆるコンパニオン診断［脚注］に相当し，癌領域で行われつつある手法で，医療の最適化の面から医療経済的にも有用性が高い．バイオマーカー開発が成功しつつある現在，AKI もコンパニオン診断の時代を迎えようとしつつあるといっても過言ではないであろう．

［脚注］：コンパニオン診断とは，医薬品の効果や副作用のリスクなどを投薬前に予測するために行われる臨床検査のことで，遺伝子診断，遺伝子発現検査，血中および尿中の蛋白質や代謝物質などの検査，組織検査などさまざまな検査が用いられる．薬剤に対する患者個人の反応性を治療前に検査することで，個別化医療を推進するために用いられ，通常の臨床検査とは区別される．

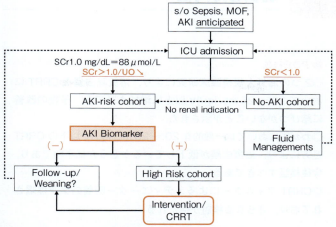

図3 バイオマーカーを用いた CRRT のフローチャート

腎障害バイオマーカーとして, 日本で体外診断薬として初めて認可された L-FABP による AKI への運用提案を元に作成した. この部分には, 今後国内や海外で認可されるバイオマーカーが参入する可能性もある.

文 献

1) Waikar, S.S., Bonventre, J.V. : *J Am Soc Nephrol*, **20** : 672-679, 2009.
2) Doi, K. et al : *JASN*, **20** : 1217-1221, 2009.
3) Katagiri, D. et al : *J Crit Care*, **28** : 564-570, 2013.
4) Kashani, K. et al : *Crit Care*, **17** : R25, 2013.
5) Doi, K.et al : *Crit Care Med*, **38** : 2037-2042, 2010.
6) Oda, S. et al : *Contrib Nephrol*, **166** : 47-50, 2010.

(野入英世)

7　海外大規模臨床研究，国内治療の現状と方向性

> ● POINTS
> ◎2つの海外大規模臨床研究により，溶質除去量をCRRTにおいて20〜25 mL/kg/hr以上に増加させても，予後の改善に結びつかないことが示された．
> ◎わが国においては一般的な20〜25 mL/kg/hr以下のCRRT処方により，治療成績が低下しているかどうかは不明であり，今後検証すべきである．
> ◎CRRTフィルターによるメディエーター吸着効果が提唱されており，さらなる検討が待たれる．

CRRTを施行する際に考慮すべき点は，①どのような症例に対して，②どのような治療モードを選択して，③どのような条件設定で施行するのか，の3つである（総論Ⅰ．「すぐ治療を開始するために」を参照）．evidence-based medicineが隆盛をきわめている昨今，エビデンスに基づいた標準的治療を打ち立てようと，おもに③についての大規模臨床研究が海外で行われた．

本項では，これらの研究結果を国内でのCRRTの状況と比較しながら説明し，今後のCRRTにおける臨床研究の方向性について述べる．

CRRTにおける至適な条件設定

CRRTの目的は溶質除去と除水であり，溶質除去量（透析濾過量，処方量，治療強度などともいう）を決めることが，CRRTの条件設定の大きな部分を占める．CRRTにおける溶質除去は，血液流量Q_Bと透析液流量Q_D，濾過液流量Q_Fによっておもに規定されるが，通常の設定で施行されている持続的血液濾過（continuous hemofiltration：CHF），持続的血液濾過透析（continuous hemodiafiltration：CHDF）においては，それぞれ Q_F，$Q_D + Q_F$ が溶質除去量を表す．

❶ Ronco's Study

2000年にイタリアのRoncoらが，ICUにおけるAKI症例を対象にCHFにおける溶質除去量と予後との関係を検討した[1]．CHFにおける Q_F を45，35，20 mL/kg/hrの3群に分けてCHFを施行したところ，20 mL/kg/hrと比較して35，45 mL/kg/hrでは有意に生存率が改善したことが報告された．この報告は単一施設ながらも452症例を無作為に割り付けた検討であり，その後のAKIに対するCRRTの条件設定に大きな影響を与えた．以降，40 mL/kg/hr程度の高流量血液濾過が敗血症などの高サイトカイン血症を合併したAKIには有効であるとの考えが広まる一方で，その後かならずしも高流量が予後を改善するわけではないという報告も行われた[2,3]．こうした背景のもとに，2つの多施設ランダム化比較試験がアメリカ（VA/NIH ATN Study）[4]とオーストラリア・ニュージーランド（RENAL Study）[5]にて行われた．

❷ RENAL Study

VA/NIH ATN Studyより遅れて開始されたRENAL Studyにおいては，1,508人のAKI症例を $Q_D + Q_F$ 25 mL/kg/hrと40 mL/kg/hrの2群にランダム化してCHDFによる治療を行った．プライマリーエンドポイントと設定された90日死亡率は両群とも44.7％とまったく差がなく，その他の検討項目においても40 mL/kg/hrの高流量CHDFの優位性は証明されなかった．RENAL Studyにおいては全症例がICUにおいてCHDFのみを施行されており，同じ治療モードにおいて高流量により溶質除去を増加させても予後を改善できないことが証明された．

❸ VA/NIH ATN Study

一方，VA/NIH ATN StudyにおいてはAKI症例の循環動態に応じて，CHDF，HD，SLEDの異なる治療モードを選択するプロトコールを採用した（図1）．RENAL Studyが行われたオーストラリア・ニュージーランドではICUにおけるAKIに対して，ほぼ

> **VA/NIH ATN Study**（ClinicalTrials.gov number NCT00076219）
> ● Intensive management strategy
>   血行動態が安定（SOFA CVSスコア：0〜2）
>   → IHD 週6回（目標Kt/V 1.2〜1.4）
>
>   血行動態が不安定（SOFA CVSスコア：3〜4）
>   → CHDF 35 mL/kg/hrあるいはSLED 週6回（目標Kt/V 1.2〜1.4）
>
> ● Conventional management strategy
>   血行動態が安定（SOFA CVSスコア：0〜2）
>   → IHD 週3回（目標Kt/V 1.2〜1.4）
>
>   血行動態が不安定（SOFA CVSスコア：3〜4）
>   → CHDF 20 mL/kg/hrあるいはSLED 週3回（目標Kt/V 1.2〜1.4）

図1 VA/NIH ATN Studyにおける介入プロトコル

100％の割合でCRRTが選択されているのに対してアメリカでは患者の病態に応じて治療モードを適宜変更し，その結果，HDの頻度が比較的高いことが背景にある．わが国においてはアメリカよりもCRRTを選択する頻度は高いと報告されているが，症例の循環動態が安定すればHDへの移行が試みられている点ではアメリカに近いと思われる．VA/NIH ATN Studyは，Intensive management strategy群とConventional management strategy群とでCHDF，HD，SLEDの割付けに差が生じてしまうことが問題であると批判されたが，AKI症例のマネージメントの基本戦略をランダム化したという点では評価でき，わが国におけるCRRT施行においても参考になる．結果はVA/NIH ATN Studyにおいても治療強度を高めてもプライマリーエンドポイントである60日生存率を上昇させることはなかった（Intensive群 53.6％，Conventional群 51.5％）．

❹ discussionとまとめ

2つの大規模ランダム化比較試験において，CRRTでは20〜25 mL/kg/hr以上の高流量で溶質除去を試みても，予後の改善にはつながらないことが証明された．しかし，エビデンスはないものの20 mL/kg/hr以下の低流量では生存率の低下が懸念されるとい

うオピニオンが提唱されるに至った[6]．一方，わが国では Q_D + Q_F 600 ～ 1,000 mL/hr に設定された CRRT が一般的であり，体重 60 kg 換算で 10 ～ 17 mL/kg/hr の処方が行われていると推測される．このことは，アメリカ，オーストラリア・ニュージーランドと比較して AKI に対する CRRT の治療成績が劣っていることを示唆するのであろうか？ 観察研究であるものの 20 mL/kg/hr 以下の流量であっても，わが国の CRRT における治療成績が海外と遜色ないことも報告されている[7]．20 ～ 25 mL/kg/hr 以上の流量が世界的なスタンダードとなりつつあるなかで，わが国における治療成績を改めて検討する必要がある．

CRRT における溶質除去には，拡散，濾過に加えて吸着という第3の原理がある（Ⅳ-1.「CRRT の原理」を参照，p.96 ～）．わが国で使用されている PMMA 膜はサイトカインなどの中分子物質の吸着性能に優れているとされ，PMMA 膜を用いた CHDF においては，高流量でなくとも効率よく humoral mediator を除去できることが期待される．historical control を用いた研究ではあるが，PAN 膜との比較において，PMMA 膜による CHDF は敗血症性 AKI の予後を改善したことも報告されている[8]．前述の VA/NIH ATN Study や RENAL Study では PAN 膜（AN69）あるいはポリスルフォン膜がおもに使用されており，ランダム化比較研究による PMMA 膜の国際的評価が待たれる．

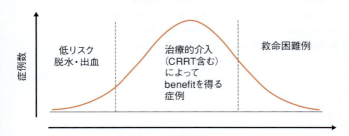

図2　CRRT の適応となる症例[9]

今後の CRRT における臨床研究の方向性

めざましい医工学技術の進歩もあって，ICU において CRRT を施行することはさほど特別なことではなくなった．ICU における診療では，治療モードおよび処方については，CHF や CHDF といった CRRT を選択して，海外における大規模臨床研究とわが国における保険診療の制限を考慮して条件設定を行えばよい．CRRT における臨床研究に残された課題は，いつ CRRT を開始することがもっとも効果的に予後の改善が期待できるのか，についての検討かと思われる．Best responder の同定には，従来用いられてきた AKI 診断ツールである血清クレアチニン，尿素窒素，尿量では不十分であることはすでに指摘されており，多臓器不全の重篤度を示すスコア，マーカーあるいは NGAL や L-FABP といった新規 AKI バイオマーカーを用いて，どのような AKI 症例がもっとも CRRT による advantage を得られるか，を明らかにする必要があろう（図 2）．

文 献

1) Ronco, C. et al.：*Lancet,* **356**：26-30, 2000.
2) Bouman, C. S. et al.：*Crit. Care Med.,* **30**：2205-2211, 2002.
3) Tolwani, A. J. et al.：*J. Am. Soc. Nephrol.,* **19**：1233-1238, 2008.
4) Palevsky, P. M. et al.：*N. Engl. J. Med.,* **359**：7-20, 2008.
5) Bellomo, R. et al.：*N. Engl. J. Med.,* **361**：1627-1638, 2009.
6) Kellum, J. A. and Ronco, C.：*Nat. Rev. Nephrol.,* **6**：191-192.
7) Uchino, S. et al.：*Crit Care Med.,* **41**(11)：2584-2591, 2013.
8) Matsuda, K. et al.：*Transfus. Apher. Sci.,* **40**：49-53, 2009.
9) Star, R. A.：*Kidney Int.,* **54**：1817-1831, 1998.

〔土井研人〕

memo

8 院内クラウド化情報管理システム(ICMCI)を活用したCRRT施行中の情報管理

● POINTS
◎院内クラウド化情報管理システムを活用したCRRT施行中の機器情報遠隔モニタリングにより,医療機器の異常や患者変化を早期に発見できる.
◎機器情報をデータベース化し情報管理することで,CRRTにおける必要な情報を効率よく把握することができる.
◎院内クラウド化情報管理システムを使用した安全管理により,集中治療室に臨床工学技士が不在でも遠隔監視による患者安全を図りうる.

遠隔モニタリングの必要性

当院の臨床工学技士はMEセンターの他に血液浄化療法部,手術部,心臓カテーテル検査室,内視鏡検査室等に技術支援を行っているため,CRRT施行時に集中治療室に不在となることがある.看護師よりPHS等でアラーム発生の連絡を受けた際,トラブル対応は迅速に行っているが,事前に状況把握ができると有利である.そこで,集中治療室にて行われているCRRTの血液浄化装置より得られる情報を一括管理することで,質の高い医療を患者安全に繋げるため院内クラウド化情報管理システム【Intra-hospital Cloud Management of Clinical Information】(ICMCI)を構築してきた.

ICMCIの概要

本システムは,血液浄化装置より得られる設定値,各種流量・圧力値やそれらの時間変化,アラーム,アラーム履歴など26項目を独自に構築したアプリケーションを使用することにより院内ネットワークに取り込み電子化する.電子化した情報は,こちらも当院独自のデータベースを使用して保存を行う.

❶ 対象機器および開発環境

【対象機器】

血液浄化装置 ACH － Σ（旭化成メディカル社）

【開発ハードウェア】

【データベースサーバ】

Hewllett-Packard h8-1280jp（CPU：Intel® Core™ i7-2600 CPU 3.40 GHz, SSD：256 GB, Memory：16.0 GB）

【ソフトウェア】

1) OS：Microsoft WindowsR 7 Ultimate
2) アプリケーション：Microsoft Visual Studio 2010（言語：Visual basic 2010）
3) データベース
　 FileMaker Pro Advanced 12
　 FileMaker Go 12

❷ データ取得方法と通信セキュリティ

　血液浄化装置の背面に付属されているイーサネットコネクタを使用して，院内 LAN に TCP/IP 接続する．データベースサーバよりアプリケーションを稼働させて血液浄化装置に院内 LAN を経由してデータ取得信号を送信し，機器情報を取得する．院内ネットワークを使用しているため通信セキュリティを高度に保つ必要があり，医療情報部とミーティングを行い専用のネットワークセグメント，LAN ポート使用することで，許可された IP アドレスの機器以外は通信できないように通信制限をかけている（図1：データ取得方法）．

❸ アプリケーション概要

　アプリケーションでは，取得した機器情報の生データを設定値やアラームなどのデータとして認識させる．また平均圧力値・圧力変化率を算出しており，治療開始から1時間後の平均圧力値を基準にして，次の1時間平均圧力値との変化を変化率として算出している．処理した情報は，データベース用に CSV ファイルに変換して保存を行う（図2：アプリケーション，図3：圧力変化率）．

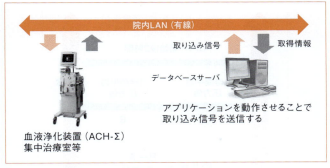

図1 データ取得方法

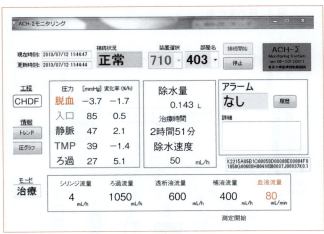

図2 アプリケーション

❹ データベース概要

アプリケーションによりCSVファイルに変換した情報は独自に構築したFileMakerデータベースを使用することで，院内クラウド化が可能となる．データベースアプリケーションであるFilemaker Goを使用することで，iOS搭載モバイルデバイス（iPad・iPhone等）で情報を閲覧できる．また，FileMakerデータ

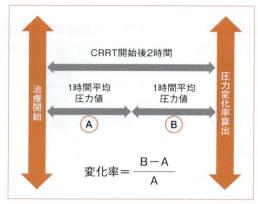

図3 圧力変化率

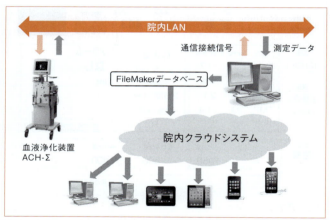

図4 院内クラウド化情報管理システム (ICMCI) の概要

ベースの機能であるインスタントWEB公開機能を使用することで，院内LANに接続されている端末やAndroid搭載モバイルデバイスでの情報閲覧が可能になる（図4, 5）．

データベース化した情報を集計することで，トレンドリスト形式

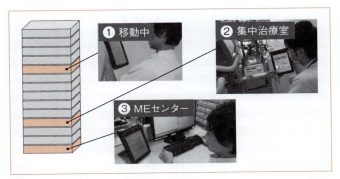

図5 モバイルデバイスの運用
①モバイルデバイスにより院内無線LANでも閲覧可能
② Filemaker Go → iPad などの iOS 搭載モバイルデバイス
③インスタントWeb公開→ Android 搭載モバイルデバイス

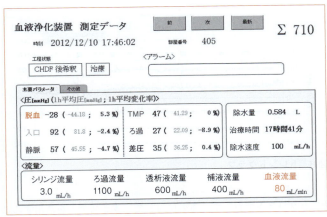

図6 データベース

での情報閲覧やトレンドグラフ形式での情報閲覧を可能としている（図6～8）．

❺ チェックリスト

臨床工学技士が定期的に CRRT 使用中点検を手書きの紙ベース

日付	時刻	部屋			アラーム	血液循環量	透析液加温器温度	
2012/10/01	0:11:21	415	CHDF 後希釈	治療		0.587	37	2012
2012/10/01	0:11:51	415	CHDF 後希釈	治療		0.627	37	2012
2012/10/01	0:12:21	415	CHDF 後希釈	治療		0.667	37	2012
2012/10/01	0:12:51	415	CHDF 後希釈	治療		0.707	37	2012
2012/10/01	0:13:21	415	CHDF 後希釈	治療		0.747	37	2012
2012/10/01	0:14:01	415	CHDF 後希釈	治療		0.801	37	2012
2012/10/01	0:14:31	415	CHDF 後希釈	治療		0.840	37	2012
2012/10/01	0:15:01	415	CHDF 後希釈	治療		0.881	37	2012
2012/10/01	0:15:31	415	CHDF 後希釈	治療		0.921	37	2012
2012/10/01	0:16:01	415	CHDF 後希釈	治療		0.961	37	2012
2012/10/01	0:16:31	415	CHDF 後希釈	治療		1.001	37	2012
2012/10/01	0:17:01	415	CHDF 後希釈	治療		1.041	37	2012
2012/10/01	0:17:31	415	CHDF 後希釈	治療		1.081	37	2012
2012/10/01	0:18:01	415	CHDF 後希釈	治療		1.121	37	2012
2012/10/01	0:18:31	415	CHDF 後希釈	治療		1.161	37	2012
2012/10/01	0:19:01	415	CHDF 後希釈	治療		1.201	37	2012
2012/10/01	0:19:31	415	CHDF 後希釈	治療		1.241	37	2012
2012/10/01	0:20:11	415	CHDF 後希釈	治療		1.295	37	2012
2012/10/01	0:20:41	415	CHDF 後希釈	治療		1.334	37	2012
2012/10/01	0:21:12	415	CHDF 後希釈	治療		1.375	37	2012
2012/10/01	0:21:42	415	CHDF 後希釈	治療		1.415	37	2012

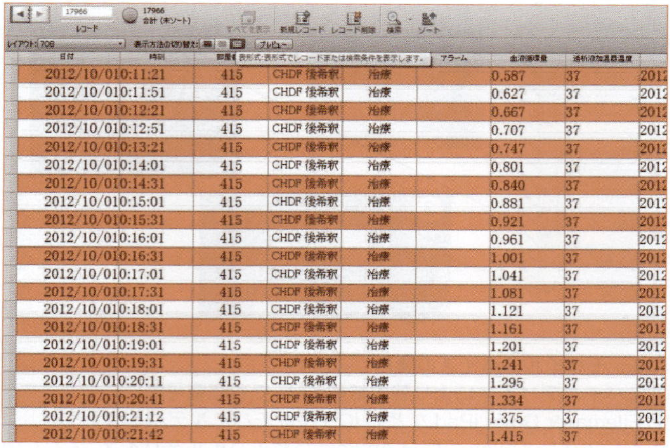

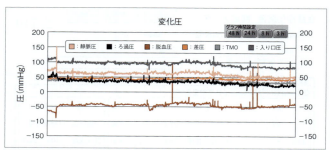

図7　トレンドリスト

図8　トレンドグラフ

チェックリストで行っているのに対して，本システムを活用することで電子化が可能となる．図9に示すのが運用検討中のチェックリストであり，機器番号操作した段階で最新のものが自動入力される．またiPad等でチェックできるように構築しているためカメラ機能を使用することで，回路状態や膜状態を電子化して保存することが可能である（図10）．

院内クラウド化情報管理システム（ICMCI）を活用した CRRT 施行中の情報管理

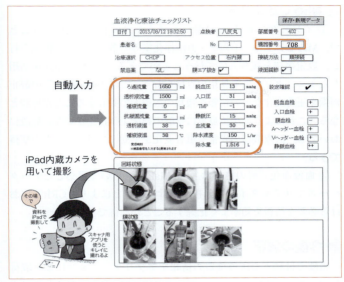

図9 CRRT チェックリスト

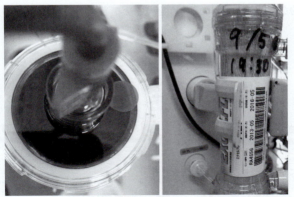

図10 CRRT チェックリスト：膜状態（端末での拡大画像）

期待できる効果

① インスタント Web 公開やモバイルデバイスを運用することで，ME センター・手術室・血液浄化室等の多部門で遠隔監視を行い，設定確認を複数人にて行うことができる．また ICMCI を活用したチェックリストで使用中点検を行うことにより，膜状態の静止画像や圧力変化などの情報を複数の医療者で共有することが可能となる．これにより集中治療室に常駐の臨床工学技士がいない施設においても，医療機器の異常や患者変化を早期に発見することが期待できる．

② 血液浄化装置の情報は，FileMaker を用いて構築したデータベースでリアルタイムに分析，集計することにより，CRRT における必要な情報を効率よく把握することが期待できる．

今後の展望

当院では様々な医療機器の情報をアプリケーションにより取得しデータベース化している．医療機器間の関連情報を抽出・集計するリレーショナルデータベースを構築し，統合的指標としてより論理的な管理が可能となるよう発展させる予定である（図 11）．

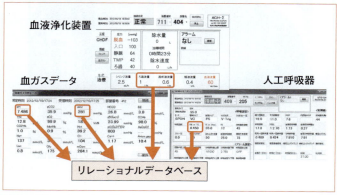

図 11　リレーショナルデータベース

集中治療室における院内クラウド化情報管理システムを構築し，機器情報および生体情報の各種をデータマイニングに利用することで，CRRTにおけるより安全な治療を行うためのシステムを構築していきたい．

文献
1) 野沢直樹：FileMaker Pro 12 スーパーリファレンス for Windows & Macintosh. ソーテック社，2012.
2) 池谷京子：Visual Basic 2010 逆引き大全 555 の極意. 秀和システム，2010.
3) 野沢直樹：FileMaker Pro 関数・スクリプトサンプル活用辞典 Ver.12/11/10/9/8.5/8 対応. ソーテック社，2012.

（八反丸善裕）

9 国内治療の現状
～診療報酬データベースからの報告～

> ● POINTS
> ◎DPC データベースは日本の急性期入院情報の約半数をカバーする診療報酬データベースであり，CRRT 施行の現状を大まかに把握できる．
> ◎2011 年に集中治療室で急性血液浄化療法を開始となった患者のうち約8割が CRRT，約2割が IRRT を選択されていた．
> ◎重症患者，特に循環動態補助を要する患者に CRRT が選択され，高死亡率につながっていた．

Diagnosis Procedure Combination (DPC)

Diagnosis Procedure Combination (DPC) システムは，診断群分類に基づいて評価される入院1日あたりの定額支払い制度であり，2002年よりすべての大学病院で導入され，一般病院の自発的な参加を伴い全国に普及した．DPC データベースは厚生労働科学研究 DPC 研究班により 1000 以上の DPC 参加病院から独自に収集された大規模データであり，日本の急性期病院の約半数の情報をもつ．年齢，性別，診断名・入院併存症・入院後合併症，手術処置名，日毎の使用された薬剤・医療材料・検査・処置，在院日数，退院時転帰，費用など様々な情報が含まれる．このデータベースから特定の臨床情報を用いて抽出作業を行うことで，ある一定の疾患・病態集団を同定でき，さらに背景・治療内容による層別化解析および比較検討が可能となる．これまで様々な医学分野でこの DPC データベースを用いた大規模臨床疫学研究が実施されている．

DPC システムでは持続的腎代替療法（CRRT）・間歇的腎代替療法（IRRT）・維持透析（HD）のコストが分けて記録される．この特徴を利用して行われた，日本の集中治療室における CRRT と IRRT の使い分けとその転帰についての検討を紹介する[1]．自身の

集中治療室におけるCRRTとIRRTの使い分けとその転帰

❶ 背 景

これまで行われた海外のランダム化比較試験では、RRTモダリティの選択は死亡率に影響しないことが示されている。一方で循環動態不安定な患者に対してはCRRTを使うべきというエキスパートオピニオンが散見される。また過去のランダム化比較試験では現場の判断で適宜モダリティの変更が認められていた、という背景もある。KDIGOのAKIガイドライン[2]では、①CRRTとIRRTは相互に使い分けることが好ましい（推奨グレードなし）、②循環動態の不安定な患者にはCRRTを提案する（推奨グレード2Bと低め）、となっており、依然として現場での主観的判断が求められている。そのほか、集中治療室の状況、スタッフの充実度、担当科（集中治療部、腎臓内科、循環器科）、個々の医師の考え方など様々な要素がRRTモダリティの選択に影響を及ぼすと考えられている。このような背景を受け、世界各国のモダリティ選択の特徴は大きく異なっている（表1）。これを踏まえ、日本のモダリティ選択の傾向を明らかにし海外と比較する。

❷ 方 法

2011年のDPCデータベースから①20歳以上，②末期腎不全なし，③集中治療室（ICU，CCU，SCU，ER）に3日以上入室，④集中治療室内でCRRTまたはIRRTを開始、を満たす7,443人を同定し、CRRTを施行していない少数の病院に入院した90人を除いた7,353人を対象とした（図1）。開始時のRRTモダリティの選択を集計した。RRT開始時のCRRT選択（対IRRT選択）をアウトカムとする多変量Logistic回帰モデルを作成した。その後のモダリティ変更、

表1 集中治療室におけるRRTモダリティの選択について検討した主な研究

文献	調査年	国	調査方法	CRRT選択(%)	IRRT選択(%)
3)	2000~2001	23カ国(54施設)	前向き観察	80.0	16.9
4)	2003	米国	アンケート	35.7	57.0
5)	2004	オーストラリア・ニュージーランド	アンケート	100	0
6)	2007	英国	アンケート	90以上*	10以下*
本報告	2011	日本	後ろ向き観察	79.6	20.4

*文献内の情報を元に概算

転帰についても集計を行った.

❸ 結　果

7,353人(平均年齢69歳,男性約2/3)のうち79.6%に当たる5,854人に対しCRRTが開始されていた(図1).開始時のCRRT選択には性別(女性),敗血症の背景,病院の特徴(教育病院および年間症例数の多い病院),RRT開始日の治療(昇圧剤,人工呼吸管理,輸血,大動脈バルーンパンピング,人工心肺装置,膠質液の使用)が関連していた(表2).その後のモダリティ変更はCRRT開始群,IRRT開始群のそれぞれ約20%弱で行われていた(図1).院内死亡率はCRRT開始群で50.0%に対しIRRT開始群では31.1%であり,「IRRTを開始→CRRTに変更」群でとくに59.1%と高値を認めた(参考値:同時期に集中治療室に3日以上入室した全患者約16万人の院内死亡率は約15%).

❹ 考　察

① RRTモダリティの選択

日本の集中治療室ではRRT開始時に約8割でCRRTが選択され,その選択には敗血症の背景・人工呼吸器管理・循環補助的治療が大

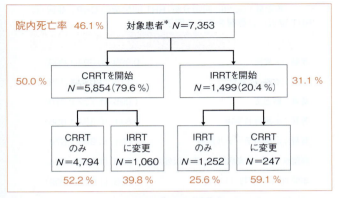

図1 RRTモダリティの選択と変更および転帰
＊①20歳以上，②末期腎不全なし，③集中治療室に3日以上入室，④集中治療室内でCRRTまたはIRRTを開始，を満たす7,443人から，CRRTを施行していない病院に入院した90人を除いたもの．

きく関連していた．調査年・調査方法や集中治療室の入室適応の違いを考慮する必要はあるが，日本のRRTモダリティの選択はCRRT寄りのオーストラリア・ニュージーランド・英国とIRRT寄りの米国の中間的な存在であり，世界の平均的な立場にあると言える（表1）．また，循環補助的治療（とくに昇圧剤）が最もモダリティ選択に影響していた点，そしてモダリティの変更が適宜行われていた点は，日本の集中治療室が本項初めに述べたエキスパートオピニオン・KDIGOガイドラインに沿う形で柔軟に対応できていることを示しているだろう．一方，多変量調整後も敗血症の背景がモダリティ選択に大きく関与していた点は，日本においてCRRTのnon-renal indication（サイトカイン除去など）の側面が意識されていることを反映している．

②死亡率

集中治療室に入室した全患者の中でRRTを要した患者の死亡率が極めて高いことはよく知られており，その傾向は本検討においても見られた．本検討および過去の主な観察研究すべてにおいて，

表2 多変量 Logistic 回帰分析:RRT 開始時の CRRT 選択(対 IRRT 選択)に影響を与える因子

因 子	オッズ比 (95% 信頼区間)
年齢 (1 歳毎)	0.999 (0.994-1.003)
性別 (女性 vs 男性)	1.175 (1.030-1.339)
背景:敗血症	1.995 (1.722-2.310)
背景:心臓外科手術	0.841 (0.682-1.036)
背景:心臓カテーテル処置	1.091 (0.866-1.374)
病院タイプ (教育病院 vs それ以外)	1.228 (1.052-1.434)
年間 RRT 症例数 (1 件毎)	1.006 (1.002-1.009)
昇圧剤種類数[*]:0 (未使用)	Reference
1	2.097 (1.792-2.453)
2	2.463 (2.061-2.943)
3	3.924 (3.000-5.132)
人工呼吸管理	2.234 (1.961-2.545)
輸血	1.088 (0.947-1.251)
大動脈バルーンパンピング	1.745 (1.308-2.327)
人工心肺装置	3.180 (1.749-5.785)
血漿交換	1.130 (0.786-1.624)
膠質液 (コロイド) の使用	1.268 (1.101-1.460)

[*]ドパミン,ドブタミン,ノルアドレナリンまたはアドレナリン,の使用の有無を合計

　CRRT 開始群が IRRT 開始群に比して高い死亡率が認められた(表3).これは RRT 開始時により重症な患者に積極的に CRRT が開始されたことを反映した結果と考えられる(多変量解析の結果モダリティの選択が予後と関連するかという議論については,観察研究の規模による信頼区間の幅や交絡因子の調整の程度により解釈が難しいこと,および複数のランダム化比較試験がその後に行われた経緯から,ここでは割愛する).一方,「IRRT を開始→ CRRT に

表3 RRTモダリティによる死亡率を比較した観察研究

文献	調査年	国	検討人数	院内死亡率（%） CRRT開始群	院内死亡率（%） IRRT開始群
7)	1995〜1996	米国（1施設）	227	67.8	40.9
8)	1996〜1997	フランス（28施設）	587	79.4	58.8
9)	1999〜2001	米国（5施設）	398	55*	42*
10)	2000〜2001	23ヵ国（54施設）	1,218	64.2	48.1
本報告	2011	日本（1,015施設）	7,353	50.0	31.1

*30日時点の死亡率

変更」群が「CRRTのみ」群よりもさらに高い死亡率につながっていた．患者の循環動態悪化のためにモダリティの変更（IRRT → CRRT）を余儀なくされた結果と解釈される．

今後もRRTモダリティの選択とその転帰について我が国の動向を注視していく必要がある．

文献

1) Iwagami, M. et al.：*J. Crit. Care*, in press.
2) Kidney Disease：Improving Global Outcomes（KDIGO）Acute Kidney Injury Work Group：*Kidney int.*, Suppl **2**：107-110, 2012.
3) Uchino, S. et al.：*JAMA*, **7**：813-818, 2005.
4) Overberger, P. et al.：*Clin. J. Am. Soc. Nephrol.*, **4**：623-630, 2007.
5) Renal Study Investigators：*Crit. Care Resusc.*, **10**：225-230, 2008.
6) Gatward, J.J. et al.：*Anaesthesia*, **63**：959-966, 2008.
7) Swartz, R.D. et al.：*Am. J. Kidney Dis.*, **34**：424-432, 1999.
8) Guerin, C. et al.：*Intensive Care Med.*, **28**：1411-1418, 2002.
9) Cho, K.C. et al.：*J. Am. Soc. Nephrol.*, **17**：3132-3138, 2006.
10) Uchino, S. et al：*Int. J. Artif. Organs*, **30**：281-292, 2007.

（岩上将夫・康永秀生）

> **サイドメモ** 疫学データのLimitation

疫学データの解釈には limitation（研究の限界）についての考察が欠かせない．ここでは，主なものを挙げてみる．

①Selection bias（選択バイアス）：本結果は DPC システムに参加しデータを提供いただいている約 1,000 病院によるものであり，それ以外の病院が同じ RRT プラクティスを行っているかどうか定かではない．

②Information bias（情報バイアス）：担当医師による患者退院時の病名入力（例えば敗血症）には misclassification（誤分類）が伴っている可能性がある．一方，コスト記録を元にしている RRT モダリティの選択や併用治療の内容については信頼性が高いと考えられる．

③Confounding（交絡）：アウトカム（RRT モダリティ選択や院内死亡）をより公平に比較したい場合に必要なバイタルサインや採血結果等のベースラインの情報が DPC データベースでは得られない．

そのほか，DPC システムでは RRT を行う際のモード（HD・HF・HDF）・置換量・透析膜の種類について明確に区別されないといった弱点もある．これらの点については，各施設レベルで得られる詳細な情報が重要となってくるだろう．

一方で，単施設での研究では Selection bias の影響が強いのではないか，あくまでその施設のプラクティスなのではないか，と指摘された時に反論が難しいのも事実である．そこで，多施設が協力し合って観察研究・介入研究を計画し，より詳細なデータネットワークを構築していくことが肝要と思われる．

memo

【参考資料】
安全確認のためのチェックリスト

■ 使用中点検リスト

☐ CHDF　　☐ PMX

氏名：　　　　　　　　　　　　　ID：

日付		月 :	日 :		月 :	日 :		月 :	日 :
機器番号									
禁忌薬									
アクセス位置 R・L/F・I (右,左)/(大腿,内頸)		/	/	/	/	/	/	/	/	/
順接続・逆接続		順/逆	順/逆	順/逆	順/逆	順/逆	順/逆	順/逆	順/逆	順/逆
エア抜き		☐	☐	☐	☐	☐	☐	☐	☐	☐
静脈チャンバ液面調整		☐	☐	☐	☐	☐	☐	☐	☐	☐
脱血圧上限幅設定 (0mmHgを超えないように)		mmHg	mmHg	mmHg	mmHg	mmHg	mmHg	mmHg	mmHg	mmHg
凝血・血栓の状態 (−、+、++で記入) と回路内圧	脱血	mmHg	mmHg	mmHg	mmHg	mmHg	mmHg	mmHg	mmHg	mmHg
	入口	mmHg	mmHg	mmHg	mmHg	mmHg	mmHg	mmHg	mmHg	mmHg
	Aヘッダ 膜 (TMP)	mmHg	mmHg	mmHg	mmHg	mmHg	mmHg	mmHg	mmHg	mmHg
	Vヘッダ 静脈	mmHg	mmHg	mmHg	mmHg	mmHg	mmHg	mmHg	mmHg	mmHg
液温	透析液/補液	/	/	/	/	/	/	/	/	/
指示書 ⇔ 設定確認		☐	☐	☐	☐	☐	☐	☐	☐	☐
備考										
サイン										

※当院で定期的に行っているCRRT安全確認のためのチェックリスト
（紙ベース3例）

■ CHDFプライミング後チェック

- [ ] プライミングラインダブルクランプ［ピンチクランプと鉗子］
- [ ] 回路に接続されている膜は持続緩徐式血液濾過器ですか？
- [ ] 透析液・ろ液回路の接続確認　A側　水色回路/V側　茶色回路
- [ ] サイドパネル設置確認
  [加温器設置点、SV×3、計量チャンバ、漏血センサ、扉に噛まれてない]
- [ ] フロントパネル設置確認
  [バネル設置点、圧力センサ×3、圧力測定タンパ×2、気泡センサ]
- [ ] 補液回路ロックコネクタを増し締め確認
- [ ] 液切れセンサ設置確認（補液回路→水色①、透析液回路→緑②）
- [ ] 抗凝固剤の準備［三方活栓付き］
  （組み置きの場合は必要なし）
- [ ] サブラッド開通確認［KCL　　　　mEq入］
- [ ] コスト表の作成

時刻（ 　：　 ）　サイン（ 　　　　　）

■ CHDF開始時チェック

〈電源投入時〉
- [ ] 設定確認［画面左下メニューボタン　圧力警報設定の確認］
- [ ] モード確認［CHDF］
- [ ] 指示値確認［透析液流量、補液流量、除水速度、抗凝固剤注入速度］

〈ポンプスタート後〉
- [ ] プライミングラインダブルクランプ［ピンチクランプと鉗子］
- [ ] SPにセットされているシリンジの中身はブファーモスタットですか？
- [ ] 抗凝固剤SP「開始」確認
- [ ] 加温器設定確認（補液と透析液）

〈CHDF開始後〉
- [ ] 「停止」「開始」で全てのポンプが回転しているか
- [ ] 残鉗子数（短鉗子2本）
- [ ] サブラッド開通確認［KCL　　　　mEq入］
- [ ] LANケーブル接続確認
- [ ] コスト表の提出

時刻（ 　：　 ）　サイン（ 　　　　　）

索引

あ
- 亜急性型劇症肝炎 ... 162
- アクリロニトリル／メタリルスルホン酸ナトリウム（AN69） ... 35
- 圧下限アラーム ... 73
- 圧力上限アラーム ... 72
- アナフィラキシー・ショック ... 83
- アミノグリコシド系抗菌薬 ... 238
- アラームメッセージ ... 70
- アルガトロバン水和物 ... 52
- アルカリ化剤 ... 23
- アルコール類 ... 197
- アルゴリズム ... 158, 159
- アルドステロン ... 142
- アルブミン溶液 ... 216
- アンジオテンシンⅡ ... 142
- 安全係数 ... 215

い
- 院内クラウド化情報管理システム ... 263

え
- 栄養サポートチーム（NST） ... 223
- エビデンス ... 258
- 塩化カリウム ... 80
- 炎症性メディエーター ... 174
- エンドホール型 ... 37
- エンドホール−サイドホール中間型 ... 40

か
- 介入試験 ... 113
- 回路寿命 ... 46
- 拡散 ... 11, 31, 96, 107
- 下大静脈（IVC）径 ... 77
- カテーテル ... 37
- カテーテル感染 ... 44
- カルバペネム系抗菌薬 ... 238
- カルバマゼピン ... 197
- 間欠的治療 ... 116
- 間欠透析 ... 196
- 肝腎振り分け ... 231
- 肝性昏睡物質 ... 185
- 肝性脳症 ... 162, 163
- 肝代謝 ... 231
- 肝代謝型薬物 ... 231

き
- キノコ毒 ... 197
- 気泡検知アラーム ... 74
- 急性型劇症肝炎 ... 162
- 急性肝不全 ... 162
- 急性心不全 ... 142
- 急性腎不全（ARF） ... 128
- 急性心不全ガイドライン ... 143
- 急性膵炎重症度判定基準 ... 172
- 急性膵炎診療ガイドライン 2010 ... 172
- 急性肺障害（ALI） ... 177
- 急性薬物中毒 ... 194
- 吸着 ... 11, 16, 97
- 吸着性能 ... 248
- 凝固時間 ... 47
- 凝固薬 ... 18

く
- クエン酸 ... 52, 87
- クモ膜下出血 ... 189
- クリアランス ... 231, 244
- クワッドルーメン ... 37

け
- 劇症肝炎 ... 84, 162
- 血圧低下 ... 131
- 血液吸着 ... 196
- 血液クリアランス ... 246
- 血液浄化器の性能評価法 2012 ... 243
- 血液透析用透析液 ... 26
- 血液ポンプ ... 70
- 血液流量 ... 16
- 血管透過性 ... 213
- ——の亢進 ... 171
- 血腫 ... 42
- 血漿浸透圧 ... 192

血小板減少 ・・・・・・・・・・・・・・・・・・ 13
血漿容量 ・・・・・・・・・・・・・・・・・・・・ 213
血漿流量 ・・・・・・・・・・・・・・・・・・・・ 109
血清クレアチニン濃度 ・・・・・・・・ 118
血清中濃度 ・・・・・・・・・・・・・・・・・・ 232
血栓 ・・・・・・・・・・・・・・・・・・・・・・・・ 43
限外濾過 ・・・・・・・・・・・・・・ 29, 97, 109
限外濾過率 ・・・・・・・・・・・・・・・・・・ 244

こ
コアクシャル型 ・・・・・・・・・・・・・・ 40
抗 Xa 活性 ・・・・・・・・・・・・・・・・・・・ 52
高カリウム血症 ・・・・・・・・・・・・ 4, 221
高カルシウム血症 ・・・・・・・・ 91, 139
後希釈 ・・・・・・・・・・・・・・ 100, 102, 109
抗凝固剤 ・・・・・・・・・・・・・・・・・・・・ 82
抗菌薬
　──の 1 回投与量 ・・・・・・・・・ 241
　──の初回投与量 ・・・・・・・・・ 238
　──の投与間隔 ・・・・・・・・・・・ 241
　──の投与設計 ・・・・・・・・・・・ 241
高サイトカイン血症 ・・・・・・・・・・ 14
膠質浸透圧 ・・・・・・・・・・・・・・・・・・ 213
高ナトリウム血症 ・・・・・・・・・・・・ 92
硬膜外血腫 ・・・・・・・・・・・・・・・・・・ 189
硬膜下血腫 ・・・・・・・・・・・・・・・・・・ 189
高マグネシウム血症 ・・・・・・・・・・ 90
呼吸性アシドーシス ・・・・・・・ 93, 181
混合静脈血 ・・・・・・・・・・・・・・・・・・ 215
コンパニオン診断 ・・・・・・・・・・・・ 256

さ
採血圧 ・・・・・・・・・・・・・・・・・・・・・・ 65
採血不良 ・・・・・・・・・・・・・・・・・・・・ 71
サイトカイン ・・・・・・・・・・・・ 150, 185
サイトカインストーム ・・・・・・・・ 150
細胞外液 ・・・・・・・・・・・・・・・・・・・・ 213
細胞内液 ・・・・・・・・・・・・・・・・・・・・ 213
酢酸フリー透析液 ・・・・・・・・・・・・ 26
サリチル酸塩 ・・・・・・・・・・・・・・・・ 197
産生速度 ・・・・・・・・・・・・・・・・・・・・ 112

し
時間依存的な薬物 ・・・・・・・・・・・・ 238
持続緩徐式血液濾過器 ・・・・・・・・ 28

死亡率 ・・・・・・・・・・・・・・・・・・・・・・ 275
周術期 ・・・・・・・・・・・・・・・・・・・・・・ 182
周術期の AKI ・・・・・・・・・・・・・・・・ 182
重炭酸イオン ・・・・・・・・・・・・・・・・ 93
出血 ・・・・・・・・・・・・・・・・・・・・・ 42, 78
出血傾向 ・・・・・・・・・・・・・・・・・・・・ 84
出血性合併症 ・・・・・・・・・・・・・・・・ 46
循環虚脱 ・・・・・・・・・・・・・・・・・・・・ 79
循環補助的治療 ・・・・・・・・・・・・・・ 275
小孔 ・・・・・・・・・・・・・・・・・・・・ 97, 109
晶質浸透圧 ・・・・・・・・・・・・・・ 212, 213
脂溶性ビタミン ・・・・・・・・・・・・・・ 91
小児 CRRT の適応 ・・・・・・・・・・・・ 202
小児急性血液浄化ワーキンググループ
　・・・・・・・・・・・・・・・・・・・・・・・・・・ 205
小分子量 ・・・・・・・・・・・・・・・・・・・・ 12
静脈圧 ・・・・・・・・・・・・・・・・・・・・・・ 62
静脈圧警報 ・・・・・・・・・・・・・・・・・・ 67
除去性能 ・・・・・・・・・・・・・・・・・・・・ 29
除水速度 ・・・・・・・・・・・・・・・・・・・・ 17
ショック ・・・・・・・・・・・・・・・・・・・・ 137
シリンジポンプ ・・・・・・・・・・・・・・ 74
心機能低下 ・・・・・・・・・・・・・・・・・・ 137
シングルルーメン ・・・・・・・・・・・・ 37
腎後性腎不全 ・・・・・・・・・・・・・・・・ 3
腎前性腎不全 ・・・・・・・・・・・・・・・・ 2
心臓外科手術後 ・・・・・・・・・・・・・・ 146
腎排泄 ・・・・・・・・・・・・・・・・・・・・・・ 231
腎排泄型薬物 ・・・・・・・・・・・・・・・・ 231
心拍出量低下 ・・・・・・・・・・・・・・・・ 3
心不全 ・・・・・・・・・・・・・・・・・・・・・・ 141

せ
生体適合性 ・・・・・・・・・・・・・・・・・・ 36
セルローストリアセテート (CTA)
　・・・・・・・・・・・・・・・・・・・・・・・・・・ 35
前希釈 ・・・・・・・・・・・・・・・・・ 100, 102
先天性代謝異常 ・・・・・・・・・・・・・・ 203

そ
総括物質移動面積係数 (KoA)
　・・・・・・・・・・・・・・・・・・・・・・・ 31, 109

た
体液分布の異常 ・・・・・・・・・・・・・・ 3

体液量・・・・・・・・・・・・・・・・・・・・・・ 117
　——の過剰・・・・・・・・・・・・・・・・・・ 6
　——の減少・・・・・・・・・・・・・・・・・・ 3
代謝障害・・・・・・・・・・・・・・・・・・・・・ 194
代謝性アシドーシス・・・・・・・・・・・・ 6
大腿静脈・・・・・・・・・・・・・・・・・・・・・・ 40
大動脈クランプ・・・・・・・・・・・・・・ 183
大量濾過・・・・・・・・・・・・・・・・・・・・・ 175
多臓器不全・・・・・・・・・・・・・・・・・・・ 155
脱血不良・・・・・・・・・・・・・・・・・・・・・・ 43
ダブルルーメン・・・・・・・・・・・・・・・・ 37
蛋白結合率・・・・・・・・・・・・・・・・・・・ 195
蛋白非結合型分率・・・・・・・・・・・・ 232

ち
チェックリスト・・・・・・・・・・・・・・・ 267
遅発性肝不全・・・・・・・・・・・・・・・・・ 162
中空糸・・・・・・・・・・・・・・・・・・・・・・・・ 29
中分子量・・・・・・・・・・・・・・・・・・・・・・ 12

つ
通信セキュリティ・・・・・・・・・・・・ 264

て
低カリウム血症
　・・・・・・・・・・・・・ 18, 80, 89, 139, 221
低ナトリウム血症・・・・・・・・・・・・・ 92
低分子ヘパリン（LMWH）
　・・・・・・・・・・・・・・・・・・・ 51, 82, 187
低マグネシウム血症・・・・・・・・・・ 90
低リン血症・・・・・・・・・・・ 90, 139, 221
テオフィリン・・・・・・・・・・・・・・・・・ 197

と
頭蓋内圧・・・・・・・・・・・・・・・・・・・・・ 190
頭蓋内圧亢進・・・・・・・・・・・・・・・・・ 137
頭蓋内圧モニター・・・・・・・・・・・・ 192
頭蓋内疾患・・・・・・・・・・・・・・・・・・・ 189
透水性能・・・・・・・・・・・・・・・・・・・・・・ 29
透析液流量・・・・・・・・・・・ 16, 231, 258
動脈圧・・・・・・・・・・・・・・・・・・・・・・・・ 58
動脈圧警報・・・・・・・・・・・・・・・・・・・・ 66
突然死・・・・・・・・・・・・・・・・・・・・・・・・ 89
トリプルルーメン・・・・・・・・・・・・・ 37
トロポニン T・・・・・・・・・・・・・・・・・ 78

な
内因性クリアランス・・・・・ 112, 195
内頸静脈・・・・・・・・・・・・・・・・・・・・・・ 40
無抗凝固剤 CRRT ・・・・・・・・・・・・ 86
ナファモスタットメシル酸塩（NM）
　・・・・・・・・・・・ 18, 47, 83, 85, 187, 192

に
尿細管障害マーカー・・・・・・・・・・ 118
尿毒症状・・・・・・・・・・・・・・・・・・・・・・ 6
尿量・・・・・・・・・・・・・・・・・・・・・・・・・ 117

の
脳灌流圧・・・・・・・・・・・・・・・・・・・・・ 190
濃度依存的な薬物・・・・・・・・・・・・ 238
脳内出血・・・・・・・・・・・・・・・・・・・・・ 189
脳浮腫・・・・・・・・・・・・・・・・・・・・・・・ 190

は
バイオマーカー・・・・・・・・・・・・・・ 131
敗血症・・・・・・・・・・・・・・・・・・・・・・・ 150
敗血症性ショック・・・・・・・・・・・・ 172
バスキュラーアクセス・・・・ 138, 207
パラコート・・・・・・・・・・・・・・・・・・・ 197
バルビツレート・・・・・・・・・・・・・・ 197
バルプロ酸・・・・・・・・・・・・・・・・・・・ 197
半減期・・・・・・・・・・・・・・・・・・・・・・・ 112
半透膜・・・・・・・・・・・・・・・・・・・・・・・・ 29

ひ
非心原性肺水腫・・・・・・・・・・・・・・ 178
ヒドロキシエチルデンプン・・・・ 217

ふ
フィルター寿命・・・・・・・・・・・・・・ 249
不整脈・・・・・・・・・・・・・・・・・・・・・・・・ 89
プライミング・・・・・・・・・・・・・・・・ 206
篩（ふるい）係数・・・・・・・・ 232, 244
プロタミン・・・・・・・・・・・・・・・・・・・ 50
分子量・・・・・・・・・・・・・・・・ 12, 112, 195
分布容積・・・・・・・・・・・・・・・・ 195, 234
分布容量・・・・・・・・・・・・・・・・・・・・・ 112

へ
ヘパリン・・・・・・・・・・・・・・・・・・・・・・ 82
ヘパリン起因性血小板減少症（HIT）
　・・・・・・・・・・・・・・・・・・・・・・・・ 51, 53
ヘパリン-血小板第 4 因子（PF-4）

複合抗体・・・・・・・・・・・・・・・・ 52
ヘモフィルタ・・・・・・・・・・・・・ 15, 97
ほ
補液・・・・・・・・・・・・・・・・・・・・・・・ 109
保険診療・・・・・・・・・・・・・・・・・・ 114
補充液・・・・・・・・・・・・・・・・・・・・・・ 26
補充液流量・・・・・・・・・・・・・・・・・ 16
ポリエーテルスルホン（PES）・・ 34
ポリスルフォン（PS）・・・・・・・・ 16
ポリスルホン（PS）・・・・・・・・・・ 34
ポリメチルメタクリレート（PMMA）
・・・・・・・・・・・・・・・・・・・・・・・・・・ 35
ま
膜間圧力差（TMP）・・・・・・・・・・ 244
膜寿命・・・・・・・・・・・・・・・・・・・・・・ 13
膜面積・・・・・・・・・・・・・・・・・・・・・・ 31
末期腎不全・・・・・・・・・・・・・・・・ 146
慢性心不全・・・・・・・・・・・・・・・・ 144
み
未分画ヘパリン（UFH）・・・ 50, 187
も
モード・・・・・・・・・・・・・・・・・・・・・・ 11
モダリティ選択・・・・・・ 138, 158, 273
や
薬物除去率・・・・・・・・・・・・・・・・ 234
よ
溶質除去量・・・・・・・・・・・・・・・・ 259
り
リチウム・・・・・・・・・・・・・・・・・・ 197
リン酸二ナトリウム・・・・・・・・・・ 90
ろ
濾液濃度・・・・・・・・・・・・・・・・・・ 232
濾過・・・・・・・・・・・・・・・・・・・・・・・・ 11
濾過（液）量・・・・・・・・・・・・・・・ 231
濾過圧・・・・・・・・・・・・・・・・・・・・・・ 64
濾過圧警報・・・・・・・・・・・・・・・・・ 68
濾過液流量・・・・・・・・・・・・・ 16, 258
濾過クリアランス・・・・・・・・・・ 246

A
acetate free biofiltration（AFB）
・・・・・・・・・・・・・・・・・・・・・・・・・・ 27
ACT法・・・・・・・・・・・・・・・・・・・・・ 47
AKD（acute kidney diseases and disorders）・・・・・・・・・・・・・・・・ 122
AKI（acute kidney injury）・・・ 128
AKIN・・・・・・・・・・・・・・・・・・・・・ 131
AKIN重症度分類・・・・・・・・・・・ 120
AN69ST膜・・・・・・・・・・・・ 154, 249
AN69膜・・・・・・・・・・・・・・・・・・ 261
ARDS（急性呼吸窮迫症候群）・ 177
artificial liver support・・・・・・・・ 164
AT-Ⅲ欠乏症・・・・・・・・・・・・・・・・ 51

B
B.E.S.T.Kidney study・・・・・・・・・ 80
best responder・・・・・・・・・・・・・・ 262
bridging therapy・・・・・・・・・・・・ 170

C
cardiorenal syndrome・・・・ 143, 144
carrier water・・・・・・・・・・・・・・・ 214
CCU（coronary care unit）・・・ 141
CHD・・・・・・・・・・・・・・・・・・・・ 11, 98
CHDF・・・・・・・・・・・・・・・・・・ 11, 100
　――のクリアランス・・・・・・・・ 110
CHF・・・・・・・・・・・・・・・・・・・・ 11, 100
CRRT
　――時の栄養療法・・・・・・ 223, 226
　――処方例・・・・・・・・・・・・・・・・ 19
　――の欠点・・・・・・・・・・・・・・・ 132
　――の至適条件・・・・・・・・・・・ 258
　――の処方・・・・・・・・・・・・・・・・ 15
CVP・・・・・・・・・・・・・・・・・・・・・・ 215
CVVH・・・・・・・・・・・・・・・・・・・・ 103

D
DIC・・・・・・・・・・・・・・・・・・・・・・・・ 83
downtime・・・・・・・・・・・・・・・・・・・ 47
DPC（diagnosis procedure combination）・・・・・・・・・・・・・・ 272

E
early goal directed therapy・・・ 216
ESRD（末期腎不全）・・・・・・・・ 135

F
fluid challenge・・・・・・・・・・・・・・ 216
fluid overload・・・・・・・・・・・・・・・ 203

G

- fluid resuscitation ············ 215
- goal-directed fluid therapy ···· 185

H

- HICOS study ················ 153
- high flow ···················· 103
- high volume ················· 103
- High-flow CHDF ············· 103
- High-mobility group box 1 (HMGB1) ···························· 250

I

- IABP (intra-aortic balloon pumping) ···························· 142
- IGFBP7 ····················· 254
- initial drop ·················· 142
- IVCCI (IVC collapsibility index) ···························· 77
- IVOIRE study················ 153

K

- KDIGO 分類 ················· 120

L

- L-FABP ··············· 119, 253
- loading dose ················· 241

M

- MAP ························ 215
- MARS (Molecular adsorbent recycling system) ·········· 168

N

- NAG ························ 119
- NGAL ················· 119, 253
- non-renal indication ············ 8, 150, 158, 174, 157

P

- PaO_2/FiO_2 ·················· 177
- pCRRT registry ············· 202
- PE+HDF ···················· 166
- peak concentration hypothesis 151
- PK/PD ······················ 238
- PMMA 膜
  ······ 16, 151, 174, 180, 250, 261
- PMX-DHP ·················· 179
- pRIFLE ····················· 204

R

- refeeding syndrome ········· 229
- renal indication ············ 2, 202
- RENAL study············· 90, 259
- RIFLE 基準 ············· 117, 131
- RIFLE 重症度分類 ··········· 120
- Ronco's study ··············· 259
- RRT
  ——開始の絶対適応········ 129
  ——からの離脱··············· 116
  ——導入試案················ 90

S

- SLEDD (sustained low-efficiency daily dialysis) ··········· 104, 196
- SOFA CVS スコア············ 260
- SOFA スコア ··········· 116, 156
- spontaneous fall ·············· 118
- Subjective Global Assessment (SGA) ···················· 225
- Surviving Sepsis Campaign Guideline ············· 132, 215
- Swan-Gantz カテーテル ······ 77

T

- threshold modulatoin hypothesis ···························· 152
- TIMP-2 ····················· 254
- TMA ························ 170
- TMP ······················ 31, 63
- TMP 警報 ···················· 68
- TTP ························· 83

V

- VA/NIH ATN study
  ·················· 115, 259, 260
- VCDi (indexed Vena Cava Diameter) ··················· 77
- volume challenge ·············· 3

etc.

- $α_1$ ミクログロブリン········· 119
- % FO ······················· 205

| CRRT ポケットマニュアル　第2版 | ISBN 978-4-263-73162-8 |

2011年6月10日　第1版第1刷発行
2014年2月10日　第1版第4刷発行
2015年2月10日　第2版第1刷発行
2019年6月20日　第2版第2刷発行

編者　野入　英世
　　　花房　規男
発行者　白石　泰夫
発行所　医歯薬出版株式会社

〒113-8612　東京都文京区本駒込1-7-10
TEL.　(03)5395-7640(編集)・7616(販売)
FAX.　(03)5395-7624(編集)・8563(販売)
https://www.ishiyaku.co.jp/
郵便振替番号　00190-5-13816

乱丁,落丁の際はお取り替えいたします　　　印刷・木元省美堂／製本・愛千製本所
© Ishiyaku Publishers, Inc., 2011, 2015. Printed in Japan

本書の複製権・翻訳権・翻案権・上映権・譲渡権・貸与権・公衆送信権(送信可能化権を含む)・口述権は,医歯薬出版㈱が保有します.
本書を無断で複製する行為(コピー,スキャン,デジタルデータ化など)は,「私的使用のための複製」などの著作権法上の限られた例外を除き禁じられています.
また私的使用に該当する場合であっても,請負業者等の第三者に依頼し上記の行為を行うことは違法となります.

JCOPY ＜出版者著作権管理機構　委託出版物＞
本書をコピーやスキャン等により複製される場合は,そのつど事前に出版者著作権管理機構(電話 03-5244-5088, FAX 03-5244-5089, e-mail：info@jcopy.or.jp)の許諾を得てください.

東大病院血液浄化療法部の治療プロトコルを，分かりやすく解説！
最新の血液浄化法&小児など対象疾患を拡げさらにパワーアップ！

アフェレシス療法ポケットマニュアル

編 著：**野入英世・花房規男**

【第2版】

CONTENTS

1章 アフェレシスとは
1. 物質除去の理論的根拠
2. 病因物質の除去方法
3. 血漿交換
4. 直接血液吸着
5. 血球成分除去療法（白血球除去療法）
6. 腹水濾過濃縮再静注法

2章 治療方法
1. 血液浄化器の選択
2. 治療量・頻度の決定法
3. バスキュラーアクセス
4. 抗凝固剤

3章 合併症
1. 血圧低下
2. 出血傾向・凝固因子の低下
3. アレルギー
4. 電解質異常
5. トラブルシューティング
6. 感染症

4章 対象疾患
1. 自己免疫関連疾患
2. 大分子の除去
3. 凝固因子の補充も重要な疾患
4. 炎症性腸疾患
5. HCV感染症
6. 薬物中毒
7. 同種腎移植
8. 末梢幹細胞採取

5章 小児のアフェレシス
1. 小児のアフェレシス

6章 保険適応
1. アフェレシスの保険適応
2. 【付録】疾患別適用治療法一覧
3. 【付録】米国アフェレシス学会（ASFA）ガイドラインの要約

■342頁／2色／新書判
■定価（本体3,300円＋税）
ISBN978-4-263-20672-0

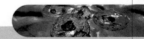

医歯薬出版株式会社
〒113-8612 東京都文京区本駒込 1-7-10
TEL.03-5395-7610 FAX.03-5395-7611
https://www.ishiyaku.co.jp/